南條幸弘

ソフト森田療法

しなやかに生きる

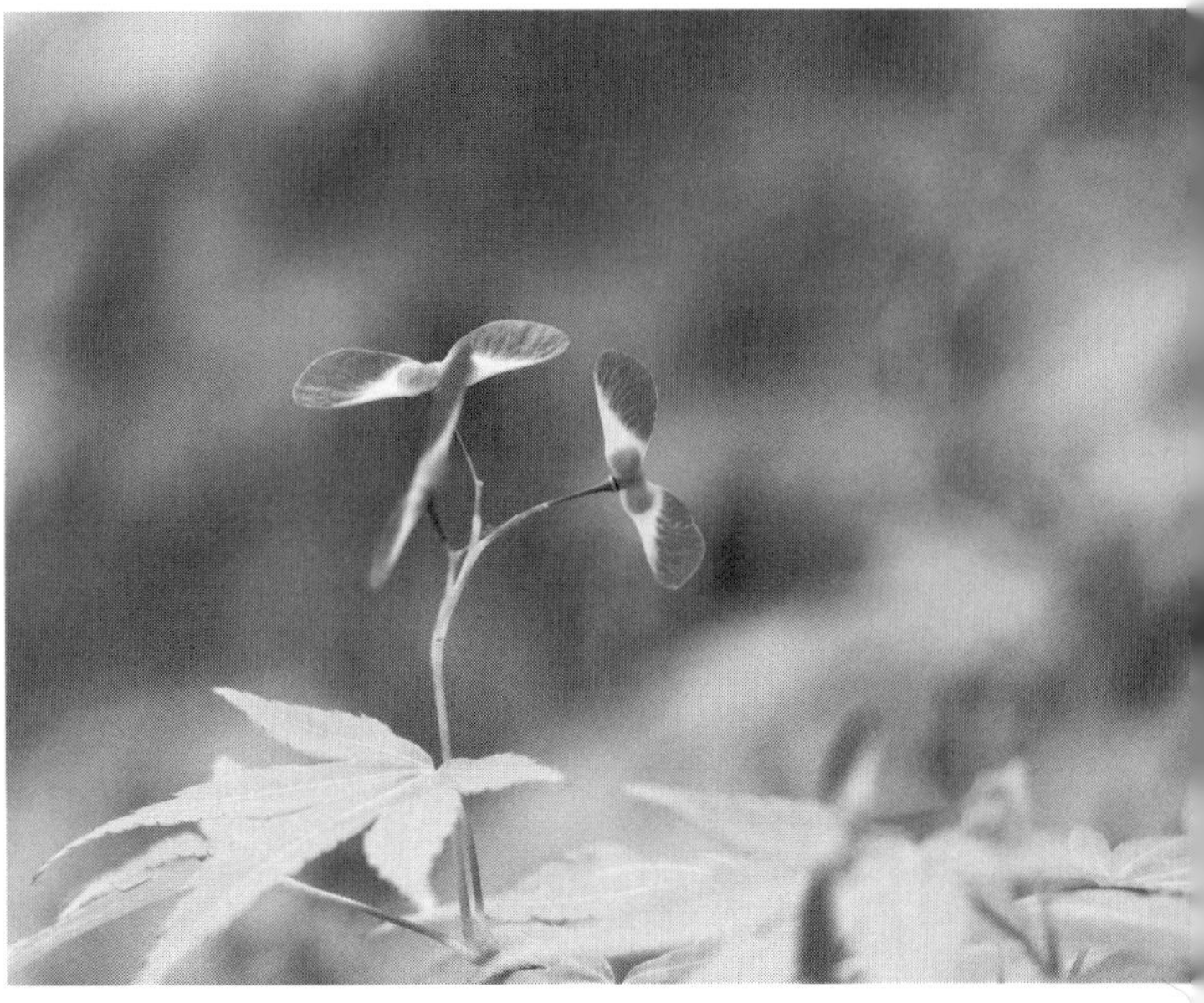

白揚社

はじめに　ソフト森田療法について

本書のソフト森田療法（以下、ソフト森田と略します）とは、正式には森田療法的アプローチと呼ばれるものです。現在の精神医療の世界では、認知行動療法という精神療法が広く行われています。しかし、それが誕生するはるか以前に日本で創始された優れた精神療法があります。東京慈恵医科大学精神科初代教授の森田正馬《もりたまさたけ》（通称しょうま　一八七四－一九三八）による森田療法です。治療対象は対人恐怖症・不安神経症・強迫観念症などの神経症、現在の診断基準では社交不安症（社交不安障害・社会恐怖）、パニック症（パニック障害）、強迫症（強迫性障害）などの不安症（不安障害）に属する疾患でした。こうした患者さんたちは、自己の状態を過度に病的であるものととらえ、それを「治そう」とあくせく努力することで、かえって症状へのとらわれを強めてしまい、症状を悪化させるという悪循環に陥るのです。そこで、森田療法では、症状を追い回すことはやめて、症状はありながらも、日々の生活の中でやるべきことをやるよう指導していきます。つまり健康的な部分を拡大していくのです。すると、気がつけば症状はなくなっている、そういう治り方をするのです。森田療法の考え方は神経症ばかりでなく、うつ病や統合失調症の回復期にも応用が効きますし、がんなどの種々の難治疾患に悩む方々にとっても役立ちますし、さらには広く一般の方々にも生きていく上での指針となり得ます。これが広い意味での森田療法、すなわち森田療法的アプローチということになります。

長年、私が勤務していた三島森田病院でデイケアを担当している鈴木玄生さんから、「社会復帰のプログラムに森田療法を応用してはどうか」という提案があったので、考えてみました。かつて私が師事した大原健士郎先生（浜松医科大学教授）は、精神科の入院治療のベースに森田療法を取り入れました。それは「浜松方式」とも呼ばれ、国内外から多くの医師や臨床心理士さんたちが勉強に来ていました。浜松医科大学附属病院の精神科病棟には、日本全国から森田療法を希望される神経症の患者さんたちが集まっていましたが、それ以外の患者さんたちも数多く入院しておられました。幻覚や妄想に苦しむ統合失調症の患者さんや重度のうつ症状に悩むうつ病の患者さんたちは、薬物療法と十分な休養から治療を始めるのですが、徐々に回復していくにつれ、森田療法の患者さんと一緒に、その人の状態に合わせて花壇の手入れ・畑作業・レクリエーション・スポーツなどに参加してもらいます。その人の状態によっては日記指導も取り入れていきます。そうすることで治療効果を上げるとともに、退院後の生活にスムーズに適応していけるような仕組みになっていました。すでにそういう実例があるわけですから、デイケアにも応用ができるだろうと考えました。

三島森田病院でも実際にデイケアに参加されているのは、統合失調症・感情障害など、本来は森田療法の適応外の方々がほとんどでしたが、森田療法的アプローチが有効な場面が多々あるように思いました。そこで、実際に生活上で困った場面での考え方や行動の仕方の参考となる講義プランを考え、「ワンポイント森田」と題して一年間デイケアでやってみたところ、好評でした。講義内容と参加者の皆さんの意見を模造紙にまとめ、それを入院病棟にも掲示したところ、入院患者さんたちから大きな反響がありました。その内容は「デイケアにおける森田療法的アプローチの試み」と題して第三四回森田療法学会（二〇一六年一一月）で発表するとともに、三島森田病院のホームページ上で一般公開しました。そうした内容が本書の元になっています。本書では、理論はさておき、生活上の困る場面にどう対処したらいいかという、「次の一手」に主眼を置いています。

さらに森田療法を詳しく知りたいという方には、ロングセラーとなっている高良武久著『森田療法のすすめ』（白揚社）などの名著がありますので一読をお勧めします。また、本書には『森田正馬全集』全七巻（白揚社）からの引用箇所を示してありますので、ご興味のある方は原著をご覧ください。なお、この全集の第五巻は、月一回、患者さんや雑誌『神経質』の読者が集まって行われた座談会「形外会」の記録であり、森田正馬の生の発言に触れることのできる貴重なものです。

では、さっそくソフト森田の世界に入っていきましょう。

目　次

第1章　不安に襲われる時

自分自身の健康や家族の健康についての不安、仕事や学業上の不安、経済的な問題についての不安はどんな人でも多かれ少なかれ抱えています。仕事や勉強、家事、趣味のことなどで忙しく、それらに夢中になっている時には忘れていますが、一人でぼんやりしている時や夜に床に就いた時、不安が頭に浮かんで気になってしまうことは誰にでもあることです。通常は、日常生活の中で不安は湧き出てきたり自然に消えて行ったりすることを繰り返します。空に浮かんでは消えていく雲のようなものです。

この不安は、第2章以降で示すような種々の悩みごとのベースになっていることがあります。また、パニック発作といって、強い不安に襲われて動悸《どうき》や息苦しさといった身体症状を伴うこともあります。そしてまた、「そうなったらどうしよう」という予期不安がパニック発作を誘発しやすくしてしまいます。

　パニック発作に悩まされたと思われる歴史上の有名人物としては、藤原道長（九六六－一〇二八）が挙げられるでしょう。摂政・関白だった父・兼家の五男でしたが、跡を継いで関白となった兄たちが立て続けに亡くなるという強運に恵まれて、自分も関白となりました。そして娘たちを次々と天皇の妻にして、生まれた子供をまた天皇に立てて、天皇たちの祖父として絶大な権勢を誇りました。「この世をばわが世とぞ思ふ　望月の　欠けたることも　なしと思えば」と我が世を謳歌《おうか》し、平安時代に栄華を極めた道長ですが、晩年は病や強い不安に苦しみました。

　平安貴族の食生活は健康的とは言えませんでした。特に高位高官は、運動不足であり、白米を食べ、酒も飲みましたから、ビタミンB１不足による脚気や飲水病（今で言う糖尿病）になりやすかったと考えられます。道長も五〇歳頃から糖尿病の症状が目立つようになり、五三歳頃から急激にやせ、顔色が悪くなりました。眼病（おそらく白内障か糖尿病性網膜症）のため、目の前の人もよく見えなくなったと言います。さらに夜になると胸痛発作が起きるようになりました。しかし、僧の読経で症状が収まるところからすると、心臓の病気というよりは精神的なもの、つまりパニック発作だったと思われます。最高権力者となって、子孫の繁栄も約束されており、何一つ不満なところはなかったはずでしたが、それゆえに身体の変化にばかり注意が向くようになって、パニック発作を起こすようになったと考えられます。森田正馬が唱えた精神交互作用（注意集中→感覚の鋭化→意識の狭窄《きょうさく》→注意集中→……という悪循環）が道長にも起きていたと推察できます。

晩年は背中に腫れ物ができて、強い痛みに苦しんだとも伝えられています。現代でも糖尿病の重症な人では、末梢《まっしょう》の血行障害のために感染症が悪化しやすく難治です。道長は、自宅・土御門邸の横に建立した法成寺の阿弥陀如来像《あみだにょらいぞう》の前で死の床についたと言います。

現代の精神科や心療内科では、強い不安に悩んでいる方に対して、抗うつ薬や抗不安薬を処方することがあります。薬は不安症状を和らげて日常生活を過ごしやすくしてくれる反面、副作用や中止した時の離脱症状といった問題を引き起こすことがあります。また、本来不安は生活上の安全のために必要なことですが、抗うつ薬のために気分が高まり不安が減少し過ぎて、無謀な運転をしたり、強気になり過ぎて不用意な発言により対人トラブルを起こしたりしてしまうこともありえます。なるべく薬は補助的なものに留め、認知行動療法、森田療法などの精神療法を行うことが推奨されています。

ソフト森田

森田正馬は、不安に基づく症状について患者さんたちに説明する際に、「幽霊の　正体見たり　枯れ尾花」という句をよく引用しました。この句は、江戸時代の俳人・横井也有（一七〇二 - 一七八三）の句「化物の　正体見たり　枯尾花」が変化したものだと言われています。怖い幽霊かと思ってよく見たらただの枯れススキだった、というわけです。不安心理があるとそれが投影されて、事実を歪曲《わきょく》して何でもないものを恐ろしいものとして見てしまうのです。不安が引き起こす種々の症状にしても、もともとは枯れススキのような些細《ささい》なものに過ぎないのに、それを私たちが大きく膨らませて症状に仕立て上げているのです。

不安に関して森田療法でよく使われる言葉に次のようなものがあります。

「不安常住」……私たちが生きていく上で不安はつきものであり、決してなくなることはありません。それに、不安は安全に生きていくための一種の警報装置の役割を果たしているのです。「もしも大きな病気にかかったら」「もしも運転中に交通事故を起こしてしまったら」などと心配するために、人は保険に入って備えるということをします。普段から水や非常食を準備し、実際に災害に遭ってしまったら情報を集めて、状況によっては早めに避難することで自分や家族の命を守ることができるのです。まさに「備えあれば憂いなし」です。

勇猛なことで歴史に名を残した戦国武将の加藤清正（一五六二－一六一一）にも、意外と心配性の面がありました。豊臣秀吉（一五三七－一五九八）の命による朝鮮出兵の際に飢えに苦しんだ経験があり、急な戦に備えて常に米と味《み》噌《そ》と銭を腰に着けていたと言います。また、居城の熊本城も敵の攻撃に備えて、過剰とも言えるくらいに何重にも構えを用意していました。敵の戦意を喪失させ「戦わずして勝つ」という効果もあったようです。不安を活かしていたということもできそうです。

「不安はあるがまま」「不安心即安心」……不安はそのままにして行動していくうちに、不安はあってもなきが如き状態となっていくものです。

不安をなくそうとジタバタしてもどうにもなりません。不安をなくそうとすればするほど、ますます自分の方に注意が向いてわずかな変化にも敏感となって、症状を強めるという悪循環に陥ります。逃げようとすればするほど不安は追いかけてくる、という言い方もできるでしょう。抗不安薬を飲んで一時的に不安感を軽くすることはできても、不安が消えてしまうわけではありません。モグラ叩《たた》きのように、モグラを叩いても別の穴からモグラがニョッキリと顔を出すのと同様、一時的に不安を拭い去ったとしても、不安はまたいつの間にか現れます。人間にとって究極の不安は「死」です。残念ながら誰もが死から逃れることはできないのです。ですから、不安をなくそうとする「不可能の努力」はやめ、不安を持ちながら建設的な行動をしていく。そして、よりよく生きていこうとするのが森田式です。

不快な気分や症状を取り去ろうとせず、その場その場でやるべきことを見つけて目的本位に行動していく、というのが森田療法的な対応法です。すると、不快な気分はいつしか消退していくものです。また、気がついたら症状も軽くなっている、ということになります。

「あるがまま」は森田療法の重要なキーワードです。それを知った方から「あるがままになるにはどうしたらよいか」と質問を受けることがよくあります。「あるがまま」になろうとしても簡単になれるものではありません。それに、なろうとしては「あるがまま」ではなく、「かくあるべし」になってしまいます。皮肉なことに「あるがまま」になろうとすればするほど、「あるがまま」から遠ざかってしまうのです。理屈は抜きにして、目の前のやるべきことをやる、という生活態度を続けているうちに、結果的に「あるがまま」になっているのです。また、「不安をなくすため」「気を紛らわすため」「症状をなくすため」に仕事をするのではありません。私たちは、よりよく生きていく上で必要だから仕事をしているのです。その結果、症状を忘れているのです。

第2章　眠れなくて困る時

眠れなくて困る、そんな経験はありませんか。精神科外来を受診される方が初診の時に訴える症状の中で非常に多いのが、不眠の悩みです。その原因となっている精神疾患は、うつ病、統合失調症、双極性障害、不安障害など多岐にわたります。しかしながら、精神疾患とは無関係の健康な方でも、時には不眠に悩まされることがあります。どなたにも共通する不眠への対応法を考えてみましょう。

一般的な対策としては、入浴してリラックスする、好きな音楽を聴いてのんびりする、などはよく行われています。睡眠衛生のパンフレットに書かれている対策としては次のようなことがあります。

（1）なるべく日中は明るいところに出て活動する。
（2）カフェインの摂り過ぎに注意する（コーヒー・お茶・頭痛薬に注意）。
（3）夜はテレビやパソコン、スマホの画面を見過ぎないようにする。
（4）夜のタバコは避ける。
（5）「寝酒」は逆効果。睡眠の質を悪くします。
（6）お風呂はぬるめの方が睡眠によい。熱いと覚醒してしまう。

一日中暗い中で生活をしていると、体内時計がずれていき、夜の寝つきが悪くなりやすいので、昼と夜のメリハリを付けることは大切です。最近は夜遅くまでパソコンやスマホの画面を見続ける人が増えて、睡眠障害に悩まされる一因となっているようです。なるべく、朝の光を浴びるのが有効だと言われています。私たちの脳内では、朝、強い光を浴びると、メラトニンという睡眠ホルモンの分泌が減少して覚醒状態となります。そして、目覚めてから一五時間前後経過すると分泌が増えるようになっています。メラトニンには、脈拍・体温・血圧を低下させて眠りにつきやすい状況を作り出す作用があります。不規則な生活や日に当たらないような生活をしていると、メラトニンの分泌がうまくいかなくなるのです。

神経刺激物質のカフェインは摂り過ぎると不眠の原因になり、めまい、動悸《どうき》、不快感、下痢、吐気が出ることもあります。コーヒーばかりでなく、紅茶や緑茶、コーラにもカフェインが入っています。夕方から夜にかけては、そうした飲料は控えた方がよいでしょう。同じ緑茶でも高価な玉露はカフェインが多く、安価なほうじ茶や番茶は少ないので、夕食時はそれらが適しています。頭痛や生理痛のため、市販の鎮痛薬を飲む方も少なくないですが、カフェインが多量に含まれているものがあります。したがって、なるべく夕方から夜の服用は避けた方がよいでしょう。カフェインの摂取量はコーヒー三～四杯程度の一日三〇〇㎎以内（妊婦さんでは二〇〇㎎以内）が望ましいと言われています。眠気覚ましのドリンクには一本で八〇～一五〇㎎のカフェインを含むものもあるので注意が必要です。タバコも不眠の原因になります。夜中に目が覚めた時にタバコを一服、という人もいるようですが、これは逆効果です。

眠れないからと言って「寝酒」を飲む人がいます。確かにアルコールが入ると眠くはなりますが、飲酒すると睡眠リズムが乱れます。通常、私たちは寝ている間は自然に体温が下がるようになっています。しかし、アルコールは体温を上げてそのリズムを乱すのです。また、アルコールが抜けてきたところで目が覚めて、その後は眠れないというパターンに陥りやすいのです。

薬局・ドラッグストアで、「睡眠改善剤」と呼ばれる薬を買って飲む方も時々います。この薬の正体は、風邪薬の鼻水止め成分の抗ヒスタミン剤です。その副作用に眠気があって、その副作用を逆用して睡眠改善剤として販売しているのです。本来は安価な薬なのですが、睡眠改善剤とすると高く売れるという実態があります。服用すると次の日に眠気が残ったり頭がぼんやりしたり、口が乾いたり、便秘がちになったりしますので、あまりお勧めできません。

なお、統合失調症やうつ病などの精神疾患で治療を受けている方の場合、不眠が元の疾患に起因している可能性がありますので、主治医の先生によく相談して、治療薬を調整してもらうことも大切です。医療機関から処方されているとしても、頓服の睡眠薬をたくさん飲むのはお勧めできません。睡眠薬は長期連用していると、耐性と言ってだんだん効きが悪くなることがありますし、中止した時に反跳性不眠に悩まされることもあります。睡眠薬については医師とよく相談し、なるべく増やさないようにしましょう。

ソフト森田

まず、朝は決まった時刻に起きて、日中はなるべく横にならずに活動することです。昼寝したとしても三〇分以内に留めましょう。眠れないからと言って、日中ゴロゴロしていては、本人が気づかないうちに本格的な睡眠になってしまっていることがあります。そうした上で、「眠りは与えられただけとる」というスタンスで臨みましょう。「眠らなければいけない」「次の日に差し支える」「眠らないと早死にするのではないか」「認知症になってしまうのではないか」と考えて、眠ろう眠ろうと焦るとますます眠れなくなります。反対に、仕事の会議中や学校の授業中に「絶対に眠ってはいけない」と思って会議の要点をメモしたり板書をノートに書き写したりボールペンで掌をつついたりしても、いつしか眠りに落ちて、ノートには字にならない軌跡が残っている。そんな経験をお持ちの方もおられるでしょう。全く不思議なものです。

眠る方法として、頭の中で「羊が一匹、羊が二匹、羊が三匹……」と数えていくとそのうちに眠れる、という話もありますが、やはり眠らなくてはいけないというこだわりがあると、なかなか眠れないものです。ですから、「眠れなくても横になって体の疲れを取ればよいのだ」というくらいのつもりで横になることです。そうしていると、いつしか眠りに落ちているということはあるものです。生活リズムが整ってくれば自然と眠れるようになります。自分では一睡もしていないと感じていても、家族から見れば寝ている、ということはよくあることですし、睡眠脳波が出ていて実質的には眠っている場合もあります。眠れないと思っても眠っている、ということもあるでしょう。あまり「眠れたと」か「眠れなかった」とかにこだわり過ぎない方がよいのです。

高齢の方では、不眠を訴える人が多くなります。実は睡眠時間は加齢につれて徐々に短くなっていき、睡眠も浅くなっていく傾向があります。そして昼間、何もしないでいるとウトウトしやすくなります。前に述べたメラトニンという睡眠ホルモンは幼児期に最も多く分泌され、年齢とともに減少していくためです。六〇歳を超えると睡眠時間は六時間を切ってきますし、夜中もトイレに起きやすくなります。若い時のように七〜八時間眠ろうとしても無理があります。早い時刻から寝ようとすると、結局夜中に目が覚めてしまいます。ですから、睡眠状況をお聞きして、「今のままでいいのですよ」とお話することもあります。

森田正馬の時代には抗うつ薬や抗精神病薬はなく、睡眠鎮静薬はありましたが、連用すると耐性がついてだんだん効かなくなる上、習慣性・依存性の問題があり、過量服用で致死量に達しやすい危険な薬剤でした。正馬は安易な薬の処方を批判し、自然良能を重視するよう注意を促しています。

例へば不眠を訴へる患者に対して、多くの立派な医者が、之に徒らに、催眠剤を種々撰定して与へる事がある。而かも患者の不眠は、少しも良くはならない。この医者は単に不眠の治療といふ事にのみ捉はれて、其人間全体を見る事を忘れたがためである。其患者の毎日の生活状態を聞きたゞいして見ると、豈計らんや患者は、毎日・熟眠が出来ないといひながら、十二時間以上も臥褥し、五時間・七時間位も睡眠して居るのである。多くの医者は不思議にも、其患者の日常の生活状態や、何時に寝て・何時に起き・其間に如何に睡眠が障害されるか・といふ事を聞きたゞさないで、患者の訴ふるまゝに、不眠と承認して、之に催眠剤を与へるのである。（全集第七巻、四〇一頁）

現在では安全性の高い睡眠薬が使用されていますが、副作用が全くないわけではありませんし、他の薬との相互作用もありえます。なるべくならば使わずに済ませたいものです。

余談になりますが、江戸時代に本草学者（今で言えば薬学者）・儒学者の貝原益軒（一六三〇 - 一七一四）という人がいました。彼は生まれつき病弱であり、いかに体の養生をして長寿を全うするかというテーマをライフワークにしていました。日本史の教科書でその名前と『養生訓』という著書名は聞いたことがある、という方は多いと思います。益軒は、病にかからずに健康な生活を楽しんで長生きするために、四つの欲を抑えるように説いていました。それは①食欲、②色欲、③むやみに眠りたがる欲、④いたずらにしゃべりたがる欲、でした。腹八分目とはよく言いますが、眠りもそこそこ眠れていればよいということなのです。益軒自身、当時としてはかなりの長寿であり、晩年も健康で妻と歩いて旅行を楽しんでいたと言います。

第3章　気分が落ち込んでいる時

かつては、精神科病院を受診するにはちょっと勇気のいることでした。私が勤務していた病院も新築移転する前は、外来入口のすぐ上の入院病棟の鉄格子の入った窓から通行人に声をかける人がいて、奥の保護室の方からは叫び声が聞こえてくるような状況でした。入口で入ろうかどうしようか迷って、結局そのまま帰ってしまう人を時々見かけました。今はどの精神科病院も綺麗《きれい》で入りやすくなりましたし、街には精神科・心療内科クリニックが増えて気軽に受診できるようになっています。そうした中、不安・不眠とともに、気分の落ち込みを主訴に受診する人が多くなっています。それも軽度の方が多く、一人で来院されて、「うつ病になったから、会社に出す診断書を書いて欲しい」といきなり言い出す方もいます。家族に連れられて渋々《しぶしぶ》やって来て、本人は下を向いたままほとんど話さない、食欲も落ちていて体重が五kgとか一〇kgとか減ってげっそり痩せているというような、古典的うつ病はあまり見かけなくなりました。以前は、うつ病と言えば真面目で几帳面《きちょうめん》な性格で、「自分のせいで周りに迷惑をかけていて本当に申しわけない」と自罰的な人が多いとされてきたのが、近頃は自己中心的で「自分の調子が悪いのはみんな周りのせいだ」と他罰的な人が目立ちます。うつで調子が悪いと言って仕事をせずに、終業時間の午後五時になると元気になって遊びに行くような人もいます。そうした状態に対して、ひと頃「新型うつ病」という言葉も使われました。今では診断基準が広くなっていて、そうした方々も基準を満たせばうつ病ということになります。うつ病のストライクゾーンが広くなってきていると言えるでしょう。そして、「うつ病は自殺リスクがあるのだから積極的に抗うつ薬を処方するべきである」という流れになっています。その裏には、抗うつ薬を製造販売する製薬会社から医学部教授や影響力の強い有力医師たちに強い働きかけがあるという声もあります。

現代の職場は成果主義となっていて、より少ない人数で多くの仕事をこなすことが求められています。上司からパワハラに近いような叱責を受けて落ち込む人は少なくありませんが、その上司もさらに上から圧力を受けていたりします。うつで休職者が出て、その分の仕事を上司が全部カバーしているうちに、上司がうつになることもあります。学校でも教師は多忙で、一人ひとりの生徒の面倒を見ている時間は十分にはありません。部活動の顧問をしていると、休日も練習や試合の付添のために事実上の出勤を強いられます。生徒間のトラブルにも目が行き届かないのが現状です。生徒が学校を休むと教師もその対応に追われます。そうこうしていくうちに、教師も疲弊してうつ状態を呈することがあります。人と人との関係が表面的で希薄になっていて、困った時に誰にも相談できずに一人で抱え込んでしまうことが、うつ状態を引き起こす背景にあるようにも思われます。私が実際に書く診断書では病名は、「うつ病」よりもストレス障害を意味する「適応障害」あるいは「適応障害（うつ状態を伴う）」の方が多くなっています。

うつは「こころの風邪」とよく言われます。風邪の場合と同様、休養を取り、時間が経てば大抵は自然によくなってきます。もちろん、風邪をこじらせて肺炎になって命に係わる場合があり得るのと同様、重症にならないように養生することが大切です。新しい抗うつ薬を開発する上で最大のライバルは、プラセボ（偽薬）だと言われています。自然治癒が多いからです。必ずしも薬を飲まなくても、休養や環境調整でよくなる場合が少なくないのです。

医療機関にかかるほどではなくても、一過性に気分が落ち込むことは誰にでもあります。生活上、何かしらストレスはありますから、そうしたことに反応することもありますし、気圧の低下・悪天候も頭痛などの身体症状の引き金になるだけでなく気分を落ち込ませる一つの要因になり得ます。

第二次世界大戦中にイギリスの首相だったチャーチル（一八七四－一九六五）がうつ症状に悩んでいだことは有名です。彼は自分の病気のことを「私の黒い犬」と呼んでいたそうです。今のように抗うつ薬がない時代でしたから、黒い犬が来るとそれが去るのを待つ、すなわち無理をせずになるべく休養を取ることで対処していたようです。チャーチルはヒトラーと戦いながら、自分自身はうつ症状とも戦っていたのです。彼の父親の家系はうつに苦しみ、早死した人が多く、自分もそうなるのではないかと恐れていたと言います。演説中に突然に言葉を失って手で顔を覆い、座り込んだ経験もあります。現在ではうつ病と言うよりも双極性障害だったと考えられています。

うつが最も多い職業は作家だという説があります。アメリカの作家ヘミングウエイは、晩年にうつ状態になって入院治療を受けています。当時はまだ抗うつ薬がなく、電気痙攣療法《でんきけいれんりょうほう》が唯一の治療法でした。この治療で一旦回復しましたが、のちに再発して猟銃自殺を遂げています。トルストイ、バルザックといった文豪もうつであったと考えられています。日本では、宮沢賢治、梶井基次郎がうつだったと言われています。

ソフト森田

森田療法では、気分はお天気のように変わりやすいものであるから、それに一喜一憂しない、雨はいつかは上がる、というように言います。気分は多少落ち込んでいても、できる仕事をやっているうちに、また気分も引き立ってくるのです。気分が落ち込んでしまっても、時が経てば晴れてくるから、焦らずにぼちぼち動いていきましょう、と話しています。疲労が溜《た》まっているような時は適度に休んでエネルギーを蓄える必要がありますが、休んでいるだけではよくなりません。その時々の状況に見合った仕事をしていくことも必要です。時として、うつが何年も続いているという人がいます。最初はうつ病で休職したのですが、その後も「うつ病は休め」を金科玉条のようにして一日中ゴロゴロするのが習慣化し、一年二年と復職できないまま退職してしまったような場合です。うつの遷延化とか神経症化と呼ばれることがあります。寝て休んでいるだけでは心身の機能は衰えてしまいます。森田正馬は次のように言っています。

例へば、「寝れば、寝くたびれる」といつて、誰でも朝寝過ぎれば、頭は重く・身体はだるい。それで神経質は、試験勉強とかいふ時、頭の重い事に・氣のついたのを動機として、それから自分は、神経衰弱になつたかと思ひこみ、安静にしなければならぬと考へ、「保養と怠惰は、似て非なるものなり」といふ様に、朝寝をしたり・無精をして・なまけるために、益々其症状を自分で仕立てあげるやうなものである。（全集第六巻、一七七－一七八頁）

また、正馬の高弟で東京慈恵医科大学教授から聖マリアンナ医科大学学長となった古閑義之先生は、「神経質が自己の苦悩のうちに埋もれて布団を被って寝ておれば、心身の機能は沈滞低減していくことは自然の帰結である」と言っています。

すでに睡眠や食欲はよくなっているのに、働けていないことで自信喪失し不全感が強まり、二次的なうつ状態を呈することにもなります。このような場合は、まずは生活リズムを整え、日中はなるべく横にならないようにして図書館に出かけるとか家の中のことを少しずつやってみる、というように動いていくことがリハビリ治療になるのです。ある意味、骨折後のリハビリにも似ています。ギプス固定などにより骨折そのものは治っても、使わないでいる間に筋肉は痩せ細っていて力が入らず、動かすと痛みが生じます。だからと言って動かさなければよくなりません。骨が付いたら少々痛くても適度に動かしていく必要があるのです。そうすることで筋力が回復していき、日常生活に支障をきたさない状態となって、本当に治ったということになります。長期化したうつも同様で、時間をかけて少しずつ心身の活動を増やして健康人に近づけていくことが必要です。

第4章　意欲がわかない時
（やる気がしない・集中困難・仕事や学校に行きたくない）

日常生活の中でやらなくてはならないことはいろいろあります。けれども、やる気がしなくて、ボーっとしていたり、ゴロゴロしたり、何となくテレビをつけて見ている。そうしているうちに時間はどんどん経っていきます。仕方なしに、本を広げても、雑用をこなそうとしても、集中できずに、ちっとも進まない、そういう経験はありませんか。

また、仕事や学校に行く前、「嫌だなあ」「行きたくないなあ」と感じることはありませんか。特に週の最初の月曜日は気が重くなるものです。「ブルーマンデー」という言い方があります。前日の日曜日の夕方から、次の日のことを考えて憂鬱になる人がいて、「サザエさん症候群」（日曜日の夕方、サザエさんのテレビアニメが始まる頃になると具合が悪くなる）などという言葉が使われたこともあります。気分の問題だけではなく、次章で述べるような頭痛や動悸《どうき》や腹痛・下痢・吐気などの身体症状が出ることもあります。

そんな時に気分を盛り上げるためにテンポの速い明るい曲をかけるという人もいます。しかし、気分が沈んでいる時にそうした曲や行進曲はあまり適しません。音楽療法の理論に、「同質の原理」があります。気分が沈んでいる時にはゆったりしたテンポの曲から入って、だんだんテンポの速い曲を聴いていった方がよいのです。

自由律の俳人・種田山頭火（一八八二－一九四〇）の句に癒されて仕事に行くという人もいます。「どうしようもないわたしが歩いてゐる」「まっすぐな道でさみしい」「捨てきれない　荷物のおもさ　まへうしろ」まさに生活者の辛さを代弁してくれる句たちです。それでも仕方なしに今日一日、何とかやってみよう、「だまって今日の草鞋《わらじ》穿く」の句に背中を押されて家を出るのです。

毎年、ゴールデンウイークを過ぎると、いわゆる五月病とおぼしき新患さんたちが外来にやって来ます。大学あるいは大学院の新入生、新入社員の人たちです。四月から学校に入学あるいは会社に入社して、生活環境や人間関係が一変します。四月のうちは緊張しながら歓迎行事に追われ、新しい環境に慣れるために一生懸命動いているのですが、五月になるとそろそろ疲れが出てきます。加えて、ゴールデンウイークの休みで一度緊張の糸が切れてしまうと、元に戻すが大変、ということもあります。そして、一旦仕事や学校を休んでしまうと、ますます敷居が高くなって行きにくくなり、ずるずると休み続けてしまうことにもなります。五月病の「やる気のなさ」は、本格的なうつ病の意欲低下とは異なり、エネルギーはあっても空回りしている状態で、神経症の状態に近いのです。「気分をよくしよう」と焦ってもよくなるものではありません。

ソフト森田

簡単にやる気が出るような魔法は残念ながらありません。やる気がないままにまず一歩前進してみること。少しでもよいから仕事や勉強に手を付けてみることです。まずは仕事や勉強のやりやすいところに手をつけてみるのもよいでしょう。学生であれば、興味が湧かなくてもそのままに席に座りテキストを開き授業を聞く。社会人であれば、「つまらないな」「こんな仕事何になるんだろう」などと思いながらも目の前の仕事を一つずつこなすことから始めましょう。一歩が二歩となり、三歩前進につながります。そうなればしめたもの。少しでも仕事が前に進めば、だんだんと動きもよくなってきます。何となく調子が出てくる場合が多いのです。そして達成感も積み上げられていきます。勉強や仕事の面白味を感じる時も出てきます。行動しているうちに、気分はあとからついてくるものです。

呼び水（誘い水）という言葉を聞いたことがあるでしょうか。井戸水を手押しポンプでくみ上げる時に、最初はポンプ内に空気が入ってしまっていて、一生懸命になって動かしてもなかなか水は出てきません。そこで、別に用意した水をポンプ内に少し入れてあげて手で押していると、水は勢いよく出るようになるのです。現代では「手押しポンプは見たこともない」という方も多いかと思いますが、感覚はおわかりいただけることと思います。気が乗らないまま、少し手を出してみる。これが呼び水となるのです。

森田正馬は次のように言っています。

> 苦しいながら、我慢して勉強するのを、柔順という。その柔順は、初めは、ほんのふりをするだけでも、ともかくも、実行しさえすれば、心のうちの感じは、どうでもよい。これを気分本位を捨てて事実本位になるというのである。（全集第五巻、四〇九頁）

また、森田正馬は「日々是好日《にちにちこれこうじつ》」という言葉を好んで色紙に書いていました。これは唐の禅僧・雲門禅師の言葉であり、そのままの意味は「くる日もくる日もよい日である」ということですが、今この一瞬を大事にし、つらいことや悲しいことも受け止めながら一日一日を生きていこう、ということなのです。森田療法の立場では、仕事や勉強で充実した一日が過ごせればそれはよき日であり、そうでなければ悪しき日です。その間の気分の良し悪しは問題ではありません。気分はさておき、まずは行動していき、充実した日が過ごせるようにしよう、というわけです。

ところで、最近の精神科外来には「人間関係がうまくいかず、仕事でも失敗ばかりしていて仕事に行く気がしない」「自分は発達障害ではないか調べてほしい」と受診を希望される方が増えているように感じます。発達障害には自閉スペクトラム症、注意欠如・多動性障害（ＡＤＨＤ）、学習障害などがあります。近年、製薬会社が大人の発達障害の一部を適応とする薬を販売するようになってから、そうした「疾患」の喧伝が広く行われるようになっていることが背景にあるようです。もっとも、これらは程度問題であって、多かれ少なかれ誰にでもあり得ることです。病名のレッテル貼りをするだけでは何の解決にもなりませんし、薬の効果も限定的です。一種の特性であって、本人や家族や、周囲の人たちがその特性を理解した上で、本人がその長所を実生活の中で生かし短所をカバーする工夫をしていく。そして、家族や周囲の人たちがそれを援助していくのが本筋ではなかろうかと考えます。

実を言えば、森田正馬も神経質な性格ではありながら、好奇心が強く剽軽者《ひょうきん》でもあり、発達障害的な面も持ち合わせていたようです。自分でも気が多くオッチョコチョイだと発言しています。正馬には数々の奇行のエピソードがあり、それらはＡＤＨＤとして説明できる側面もあるように思われます。ただし、そうだったとしても、その性格・行動特性をうまく生かしておられたとも言えるでしょう。正馬はこんな戯れ歌も残しています。

我名の正馬といへるを
彌次馬に　ならざれかしと　親心　特につけゝん　これや我名を
(全集第七巻、四四九頁)

第5章　体調不良が気になる時

軽い頭痛や腹痛や下痢やめまいや耳鳴りなどの体調不良は、誰しも経験するところです。生活に支障が出るほどだったり長く続いたりする時には、医療機関を受診して診てもらうことになりますが、検査をしても「何も異常はありません」と言われることがあります。そんな時、「いや、絶対に何かあるはずだ」と次々と医療機関を訪ね回る人がいます。いわゆるドクターショッピングです。納得のいく医療を受けることは大切ではありますが、同じ検査を繰り返し受けたり効果のない同じような薬が処方されたりして、お金と時間の無駄になるデメリットもあり得ます。心配性の人の場合、重大な病気の初期症状を紹介して「放っておくと大変なことになりますよ」というようなテレビの医療番組を見てその病気を非常に心配したり、インターネットで症状にあてはまりそうな病気をあれこれ調べたりしがちです。いろいろ調べているうちに、あの症状もこの症状も全部自分にピッタリ当てはまる、と拡大解釈して自己診断してしまいがちです。もちろん、重大な病気のごく初期で、たまたま検査データには異常が出ていないだけという可能性もあります。しかし、いくつかの医療機関で精査を受けても異常がないとなると、少なくとも治療を要する状態ではない可能性が高まります。それでも、やはり病気があるはずだと確信して、いわゆるドクターショッピングを繰り返しているうちにますます「症状」への固着を深めてしまうのです。あちこちの医療機関やいろいろな診療科にかかり、最後に精神科に紹介されて来られる方も珍しくありません。

外来の患者さんの話を聞いていると、天気が悪くなると必ず頭痛がするという人も結構います。いわゆる「気象病」とか「天気痛」と呼ばれるものです。内耳が気圧の変化に過敏に反応して、自律神経のバランスを崩すのが一因と考えられていま す。必ずしも天気が悪い時ではなく、それとはタイミングがずれるケースもあって、最近の研究では短時間の微小な気圧変化が悪影響を及ぼしているのではないかという話もあります。

また、四〇代や五〇代の女性の患者さんで、更年期障害ではないかと悩んでいる方がよくいらっしゃいます。更年期とは通常、四五～五五歳位の期間を指すとされています。女性の場合、閉経に近づいていくと女性ホルモンのエストロゲンが減少して、種々の体調や精神的な不調が生じやすくなります。しかもこの時期は、例えば子供が高校を卒業して進学や就職により巣立っていく、そろそろ親の介護問題が発生する、というように、大きな生活環境の変化も重なりやすく、そうした影響も考えられます。頻度の高い症状は、①肩こり、②疲労感、③頭痛、④のぼせ、⑤腰痛、⑥発汗、⑦不眠、⑧イライラ、⑨皮膚掻痒感（ひふそうようかん）、⑩動悸（どうき）、⑪気分の落ち込み、⑫めまい、というように実に多彩です。婦人科も受診してホルモン療法あるいは漢方の処方で改善する人もいれば、なかなかよくならない人もいます。逆に、更年期障害ということで治療しているが、うつ病の疑いがあるとして婦人科から紹介されて精神科を受診される方もおられます。婦人科は受診していないけれども、市販の生薬を飲んでしのいでいるという話もよく聞きます。

近年は女性だけでなく、男性についても更年期障害が言われるようになってきています。男性の場合、早い人では四〇歳位から始まると言います。女性の更年期障害が閉経後五年ほどで落ち着いてくることが多いのに比べると、男性の場合は終わりがないとも言われています。男性ホルモンのテストステロンの減少と関係しており、性欲低下・勃起不全とともに、関節痛・筋肉痛、疲労、発汗、ほてり、頻尿といた身体症状、不安、イライラ、うつ、不眠、意欲低下、集中力低下といった精神症状が出現します。ちょうど働き盛りで職場では中心的な働き手として忙しい年代にあたり、仕事のストレスも絡んでいそうです。男性の場合も、ホルモン補充療法が適応になる場合があります。

しかし、「仕事が休めない」「弱味《よわみ》を見せたくない」という事情もあって、人知れず悩んでおられるかもしれません。少ない人員でより多くの仕事をこなさなければならない昨今の労働環境の問題もあるでしょう。ただ、高濃度のカフェインの入ったスタミナドリンクを飲んで自らに鞭打《むちう》っていたらどこかで潰れてしまうおそれがあります。一度は専門医を受診してみるのもよいでしょう。そして、休める時には休む。生活の中に適度な休符を入れることも必要なのです。

ソフト森田

昔から「だましだまし使っていく」という言葉があります。多少の不調はあっても、検査や診察などで客観的な異常が見つからないのであれば、「まあこんなものだ」ということで、行動していくことも必要なのです。森田正馬は、精神交互作用という概念を提唱しました。前述のような症状は誰にでも起こるものですが、神経質な性格傾向を持った人の場合、症状に関連した部位に注意が集中することで感覚の鋭化が起き、その結果、意識の狭窄《きょうさく》が起こり、さらに注意が集中します。そして、注意集中→感覚の鋭化→意識の狭窄→注意集中→……という無限ループに陥り症状が固着してしまうという理論です。そんな時は、診てもらって身体の異常がないとわかったら、気にはなりながらも、健康人として行動していくことが大切です。

森田療法では、「外相整いて内相自《おのず》から熟す」と言います。この言葉の原典は吉田兼好の徒然草第一五七段に出てくる「外相もし背かざれば、内証必ず熟す」であると考えられています。兼好が言うには、まず心を静めようとするのではなく、姿勢を正して仏前でお経を唱えるようにすると、心が自然と落ち着いてくる、ということです。「気分をどうにかよくしよう」「症状を何とかなくそう」ではなく、気分はすぐれなくても症状は苦しくてもやるべきことに手を出していく。そうしていると、いつしか嫌な気分や雑念はどこかへ行ってしまい、作業に集中して症状にとらわれていない自分にふと気づくものです。「ここが悪い」「あそこがおかしい」と神経質な人は次から次へと「病気」を探し出すけれども、そもそも思っているような重大な病気はないのですから、仕事はできるのです。したがって、健康人らしく行動すれば健康になれる、ということなのです。

大阪に、森田療法の普及発展活動をしているメンタルヘルス岡本記念財団があります。財団を創設された岡本常男さんは一九二四年生まれ。尋常高等小学校を卒業して単身満州に渡りましたが、終戦でシベリアに抑留されてしまいました。生き地獄のような厳しい状況を生き抜き、九死に一生を得て帰国しました。そして、大阪で文字通り裸一貫から衣料品店を起こし、のちにダイエー・ジャスコ・ヨーカドーとともに四大スーパーと言われたニチイ（マイカル）の共同経営者として副社長になった立志伝中の人です。そんな岡本さんも営業本部長の時に、激務の中で食事が摂れなくなり体重が激減。いくつかの病院で検査を受けても異常はないと言われて途方に暮れました。最後に知人に勧められた森田療法を本とテープで勉強し、その通りに実行して回復しました。結局、体の病気ではなく胃腸神経症であって、森田療法の絶大なる効果を体験されたのです。

その後、森田療法を広めるのが天命であると私財四〇億円を投じて、メンタルヘルス岡本財団を設立されたのです。今日、国内はもとより中国をはじめとする海外での森田療法の普及発展は、岡本さんの尽力なしにはあり得なかったことです。

岡本常男さんは亡くなられましたが、その遺志を継いで息子の信夫氏が財団を公益財団に発展させ、森田療法の普及活動や研究助成活動を続けておられます。同財団のホームページは非常に充実していて、森田正馬のレコード音声も公表されていますので、ぜひご覧いただければと思います。

森田正馬が書いた色紙の中に「四方八方に気を配る時　即ち心静穏なり　自転車の走れる時　倒れざるが如し」というものがあります。自転車に乗って走って行く時には、路面の凸凹を避け、自動車や人と接触しないようにと周囲に気を配ってこいでいます。この時は安定して前進していきます。それと同様に、一点ばかりに注意を向けず、注意を自分の外側に向けて、四方八方に気を配って行動していくと、安定するということなのです。

第6章　緊張して困る時
（試験・試合・発表・面接）

試験、試合、人前での挨拶や発表、面接などの前には緊張して困ることがあります。手から汗が出て、頭は熱くなり、顔も赤くなり、口も渇きます。こんな時にはどうしたらよいでしょうか。一般的な対処法として、大丈夫だと自分に言い聞かせるための自己暗示があります。昔からよくある方法で手のひらに「人」を指で書いて飲み込む真似をする、「人を飲み込む」というおまじないをした方もおられるでしょう。スポーツ選手の間では、うまくいくことを何度もイメージする「イメージトレーニング」が行われます。また、ラグビー日本代表だった五郎丸選手が、キック直前に決まった所作をする「ルーティーン」も話題になり、それをマネする子供たちも出ました。ロボコップとあだ名された元力士・高見盛さんの一見奇妙な動作や高々と塩を撒く行為は、自分を奮い立たせるとともに緊張をほぐすものだったと言われています。組曲「ペールギュント」やピアノ協奏曲で名高いノルウエーの作曲家グリーグ（一八四三－一九〇七）はとても緊張しやすい人で、演奏会でピアノの演奏や指揮をする直前には、ポケットに忍ばせておいたカエルの置物を握りしめて気持ちを落ち着かせていたと言います。

私は子供の頃から極度のあがり症でした。学校の授業では、いつ先生から指名されるかとドキドキし、実際に当てられると頭の中が真っ白になった感じがして、わかっているのに言葉はしどろもどろになって満足に答えられないのが常でした。一方、クラスメートには積極的に手をあげてどんどん自分の意見を言う子も少なくありませんでした。どうして自分だけがこんなに人前で緊張してしまうんだろうか、本当に情けない、と悩んだものです。

しかし、人前で全然緊張しないという人はめったにいません。非常に派手な衣装で紅白歌合戦に登場する女性歌手がインタビューで、「舞台に出る前は緊張がひどくて、裏のドアから逃げ出したくなる」と言っています。俳優やお笑い芸人さんの中には、「ほんとは人前は苦手」「いつも緊張するけど、緊張しない時は失敗する」と言う人もいます。欽《きん》ちゃんこと萩本欽一さんも大変なあがり症だったと言います。萩本さんは子供の時に父親が経営する会社が倒産して、「お金持ちになりたい」とコメディアンへの道を選び、浅草の劇場で修行に明け暮れましたが、あがり症に苦しみ、「自分には向かないんじゃないか」と悩みました。しかし逃げ帰る家はないので人一倍努力を重ね、外食で食べるうどんはいつも「かけうどん」に決めていたと言います。なかなか芽は出ませんでしたが、先輩たちからの応援もあって、何とか芸人の世界に踏みとどまりました。やがて坂上二郎さんと出会い、二人でコント55号を結成して大成功をおさめ、国民的スターになったのです。

会食が苦手な「会食恐怖」という人もいます。私も対人恐怖だったからよくわかります。学校などの旅行の時に、旅館の大広間に並んで大勢で食べるのはとても抵抗があった記憶があります。特に女子と向き合いの食事は避けたかったです。「自分は女子たちにバイキンのように嫌われているに違いない」「私の近くに座るのをみんな嫌がっているに違いない」と思い込んでいたからです。そして、周囲からどう見られているかとても気になったものです。しかし、中学の修学旅行の時に朝食の卵を割って器に入れたら、向かいに座っている女子が「あっ、血玉。取り替えてあげる」と素早く自分の卵と交換してくれ、呆気にとられた記憶があります。自分の意識と、周囲の人たちの感覚とは違うものです。自分で勝手に思い込んで一人《ひとり》相《ず》撲《もう》を取っていたようなものです。

ソフト森田

森田正馬が故郷の高知で座談会を行った際、参加者が、「私は人前で話をするのが苦痛で困りますが、どうすれば楽に話をすることができるようになるでしょうか」と質問しました。それに対して正馬は次のように答えています。

ここに、人前で話が楽にできるような人が、幾人あるか。もしこの質問に同感の人が、二、三人もあればお話ししてもよいです。（一同に問いただしてみるに、誰一人も、人前で話が苦痛でない人はいない。）

それでは、これはみな共通の人情であると思われるから、取りたてて話をする必要はなくなったのです。（大笑）苦しい事は誰も苦しいというのを平等観といいます。ただ自分一人が、特別に苦しくて、他の人はみな平気であるという風に考えるのを差別観といいます。神経質は自己中心のために、なかなかこの平等観の修養ができにくいのであります。（全集第五巻、五七一－五七二頁）

緊張するままに行動していく。キーワードは「あるがまま」「ものそのものになる」です。

人前で緊張するのはあなただけではありません。普通の人は誰でも緊張するものです。それは一流のスポーツ選手でも俳優や歌手でも演奏家でも同じです。むしろ緊張がない時は調子が悪い時だという話もあります。うまくやりたい、成功したいという願いが強ければ強いほど緊張するものであり、緊張はあって当たり前なのです。「緊張をなくそう、なくそう」と思えば思うほど、自分の身体の変化に敏感になり、心臓の鼓動や声の上ずり・かすれ、体の震えなどが気になって、「これではいけない」と思っているうちに、さらに緊張を高めてしまう、という悪循環に陥ります。緊張をなくそうとあくせくするのは「不可能の努力」であると言えましょう。それに、例えば面接の場面で緊張するのは純情な証拠であって、思っているほど悪い印象は与えないものです。ですから、緊張したりあがったりしても、「これは正常なことなのだ」と考えて、あえて緊張をなくそうとせず、「どうにもならないのだから」と緊張するままに話したり行動したりしていけば、注意が自分の方向でなく外へ向くようになって、いつかフッとラクになる時が出てきます。

会食恐怖も、苦手だからといって避けていたらいつまでたっても恐怖のままです。避けずに飛び込んでみましょう。いくら緊張しても命を取られるわけではありません。怖いままに、その場でその時間が過ごせればそれでよしなのです。

第7章　腹が立って仕方がない時

周囲の人の言動や行動にイラっとすることはありませんか。時にはカチンときて爆発しそうになることもあります。しかし、立腹の原因となっている人に文句を言うと、また言い返されてさらに腹が立つという悪循環に陥ります。また、物に当たり散らすような行動も、怒りを長引かせることになります。相手が悪いにしても、そうした言動や行動は自分の評価を落としてしまうことにもなりかねません。怒りの持っていき場がなくてヤケ食い・ヤケ飲みするのも健康上よろしくありません。親しい人に愚痴をこぼして発散するのも解消法ではありますが、これをあまりやっていては親しい人に嫌な思いをさせてしまいます。

ほとんど怒ることがなかった歴史上の人物として、政治家で早稲田大学の創立者でもあった大隈重信《おおくましげのぶ》（一八三八－一九二二）が挙げられます。大隈は怒りを静める秘訣《ひけつ》を人から問われて、「癪にさわることがあると大好きな風呂に入り糠《ぬか》の入った袋で身体を摩擦すると癇癪《かんしゃく》が自然に和らぐ。それでも静まらなければ酒を一杯飲む、それでもいけない時には寝る」と答えたそうです。一方、怒りやすい人物としては「音楽の父」とまで言われた作曲家J・S・バッハ（一六八五－一七五〇）が挙げられそうです。のちに妻となる人とデートしているところを冷やかされて怒って剣を抜いたとか、指揮をしていて楽団員が気に入らない演奏をすると怒って自分のカツラを取って投げつけたというような話があります。条件のよい勤め先を求めて何度も転職しますが、契約に関するトラブルも多かったようです。バッハは極めて多くの宗教曲、器楽曲、声楽曲を作曲していますが、協奏曲の緩徐楽章などは心落ち着く大変美しい曲が多く、ある意味、そうした曲を作ることが自己治療になっていたのかもしれません。

ソフト森田

月一回の形外会の際に、女性の参加者から、「私はどうも腹が立ちやすく、その時は心《しん》悸《き》亢《こう》進《しん》が起こったり、胸苦しくなったりしますが、そんな時にはどうすればよいでしょうか。何とか腹の立たないようにする方法はないものでしょうか」と質問された森田正馬は次のように答えています。

腹が立って苦しく、いろいろの気持ちになるのは、寒い時に震え、暑い時に汗が出るのと同じように、ある事件に対する腹立ちという反応であり、現象であるからこれをどうする事もできない。このとき腹を立てないように工夫する方針をとると、その人はしだいにヒネクレの方に発展する。ただ腹の立つのはなんともしかたがないから、その衝動をジッと堪え忍んでいさえすれば、それが従順というものであります。これは体験すればなん

でもない事で、理屈ではちょっと思い違いやすい事であります。（全集第五巻、九三頁）

怒りの気分はそのままにしておいて、やらねばならない仕事に手を出していく（行動本位にしていく）。すると怒りは自然に収まっていく、というのが基本方針です。森田正馬は出身地である土佐の武士に伝わる教訓として、腹が立った時には三日待て、ということを述べています。三日経っても怒りが収まらないのはよほどの時である、たいていは時間が経つに連れて怒りの感情は薄らいでくるものである、ということです。

さらに「感情の法則」を提唱しています。

第一法則　感情はこれをそのままに放任すれば、時を経るに従って自然に消失する。

第二法則　行動しているうちに感情は消失・変換する。

第三法則　感情を続けて刺激し、発動すれば、ますます強盛となる。
（全集第七巻、六二頁）

最近の脳科学の研究から、怒りの感情が沸き上がった時に脳内に放出された化学物質が起こす反応はごく短時間に収まるので、怒りを感じたらその時間を何とかやり過ごす（例えばトイレに行ってくるとか、外の空気を吸ってくるなど）とよいとされています。「三〇秒ルール」と呼んでいる医師もいます。森田正馬が脳科学の知見がまだなかった時代に、「感情の法則」をまとめたのは優れた観察眼によるものでしょう。

「言いたいことは明日言え」という諺もあります。言いたいことがあってもその場ですぐには言わずに、よく考えてから言った方が、失敗が避けられる、という意味であり、英訳は“Think twice before you speak.”（話す前には二度考えよ）だそうです。感情的になっている時は時間を置いて冷静になってから言った方が得策でしょう。

第8章　言い過ぎ・やり過ぎ・浪費し過ぎする時

「元気が出ない」「やる気がしない」といった「うつ」の症状には、誰しもなりたくないところです。うつについては第3章から第4章で触れてきました。それでは逆の状態はどうでしょうか。気分が高揚し、次々とアイデアが浮かび、しゃべりまくり、動きまくっても疲れ知らず。眠らなくても苦にならない。いいことずくめのように思われるかもしれません。しかし、それはそれで問題があるのです。気分が上がり過ぎる躁《そう》状態になると、本人はいいけれども周囲に迷惑をかけやすいのです。職場や学校、家庭で対人トラブルを起こしやすくなります。強気になって自分を押し通そうとするから言い過ぎて波風を立てやすい。余計なことをやり過ぎ人に干渉して嫌われます。気が大きくなって無駄遣いをしやすくもなります。大抵、躁状態はいつまでも続きません。いずれはエネルギーが枯渇して、長いうつ状態に陥ることが少なくありません。そうなると、躁状態の時に壊した対人関係や浪費による金銭問題が重くのしかかってきて、さらに落ち込みを深めてしまうのです。躁状態を経験した人は、躁の時が自分のベストの状態だと誤解しやすいけれども、本人にとって「ちょいウツ」くらいが客観的にはベストという場合が多いのです。

歌人・斎藤茂吉の次男であり作家で精神科医だった北杜夫（一九二七－二〇一一）は『どくとるマンボウ』シリーズで有名ですが、彼は躁うつ病（双極性障害）であり、自らの病状をエッセイに書いて紹介しています。チャップリンのような喜劇映画を作りたいと思い立ち、資金集めのために株に無茶な投資をし、自宅を抵当に入れて借金をしまくった挙句、自己破産の憂き目にあっています。

ソフト森田

第二次世界大戦後にベストセラーとなった『草土記――ノイローゼを乗り越

えた生き方』（白揚社）という本があります。著者は共同通信社の論説委員を務めた腕利きジャーナリスト水谷啓二さん、と言えば、森田療法を知っている方は、自助グループ「生活の発見会」の創始者・水谷さんだとピンとくるはずです。内容は、額縁画材料商・河原宗次郎さんの自伝です。河原さんは小学生の時から母親に行商をさせられ、高等小学校卒業と同時に商人への道を歩んでいきます。何度も商売に失敗したり人に騙《だま》されたりして、無一文になったり多額の借金を背負い込んだりしますが、七転び八起きで再び立ち上がり、ついには神田小川町に額縁製造・美術品販売の店「草土舎」を出すに至ります。社名の由来は、「ありふれた小商人として世間の下積みとなって雑草のように生きてゆこう」ということです。しかし、この本は水谷さんが言っているようにいわゆる単なる立志伝ではありません。

河原さんには何度か大きな心の危機が訪れています。若い頃は仏教でそれを乗り越えようとして、仏教救世軍に参加しました。しかし、事業が順調に歩み始めた矢先、それまで一緒に仕事をしてきた義弟が職人とともに独立して大阪に店を持つことになったのをきっかけに、強迫観念にさいなまれ、うつ状態に陥り、仏教の教えでは乗り切れませんでした。劇作家・倉田百三の本から森田正馬を知り、「自覚療法とも言うべき不思議な療法」、つまり入院森田療法を受けて、見違えるように回復したのです。その後、戦中・戦後の多くの苦難を何とか乗り切り、草土舎は再び活気を取り戻します。しかし、再び河原さんは強迫観念にさいなまれるようになり、森田先生の弟子で東京慈恵医科大学教授から聖マリアンナ医科大学学長になった古閑義之先生（本の中では「古賀」と表記）の自宅を訪ねるのが、この本の最後の場面です。

河原さんに古閑先生は「発揚の後には沈鬱、緊張のあとには弛緩《しかん》、という精神活動のリズムを知っていて、自分の心のなりゆきに一つの達観を持っているのはえらいが、それだけでは足りない」と言うのです。「河原さん、私はこの頃、つくづく、自分が欲のふかい人間に生まれついている、と思うのですが、あなたはそういうことを思いませんか？」という言葉に「むろん、私も欲のふかい人間です。欲の皮の張った商人です」と答えると、古閑先生から「その通り！　それが自覚です」と言われ、河原さんはハッと悟ります。「自分は生の欲望が強い人間であり、それゆえ死の恐怖にもおびえるのだ」と洞察したのでしょう。帰りの電車の中で「人生の努力はすべて賽《さい》の河原で石ころを積み上げるようなものかもしれない。それでも、自分の好きな石を拾って、一つ一つ積み上げてゆくことの中に生甲斐もあれば、救いもあるのだ。こわされたら、また始めから積み直すだけだ」と語るところで物語は終わっています。

人には誰でも多かれ少なかれ気分の波があります。気分が高揚している時期もあれば落ち込んでいる時期もあります。それが極端な状態が、躁状態とうつ状態ということになるのです。うつ病・うつ状態はよく話題になりますが、躁病・躁状態が話に上ることはなることは少ないです。気分高揚・爽快感・意欲《いよく》亢進《こうしん》・多弁・不眠（うつの不眠と異なり本人は苦にしない）といった症状があり、易怒《いど》・易刺激的《いしげきてき》になったり自己過信から誇大妄想を呈したりすることもあります。困るのは、気が大きくなって高価な買物をしまくったりギャンブルに大金をつぎ込んだりして浪費することや、他人とトラブルを起こすことです。躁が収まって気がつけば、借金や周囲の人との不和が残っていて愕然《がくぜん》とすることになり、それが二次的なうつを招くこともあります。実は躁病・躁状態の診断は意外と難しいのです。そもそも気分爽快であれこれ行動できる状態は、本人にとって望ましいと感じられて医療機関にかからないし、浪費に困った家族が本人を連れてきても、ふてぶてしい態度や治療者を小馬鹿にする言動があったりすると、パーソナリティ障害だとか物質乱用、時には統合失調症の誇大妄想と診断されてしまうことがあります。また基礎気分が高い人もいれば低い人もいます。会社を経営しているような人にはエネルギッシュで基礎気分が高い人がよくいて、自分ではうつ病だと言って受診しても、多弁で元気《げんき》溌剌《はつらつ》に見える場合があります。軽躁状態がその人にとって普通になっていると、客観的には正常範囲であっても本人には相対的にうつだと感じられるのも無理もありません。

河原さんの場合、神経質性格ながら気分の波がやや大きい循環気質的な性格傾向を併せ持っていて、さらに基礎気分が普通の人よりも高めだったのだと思われます。そういう人は、軽いうつ状態になっても普段との落差が大きいだけに奈落の底に落ちたような感じになります。森田療法は本来、神経症（不安症）の治療法であって、気分障害（躁病やうつ病）の適応はないのですが、神経質性格を基盤とした軽度の気分障害には有効な場合があります。調子がよいからといってやり過ぎず、悪いからといってがっかりせずに最低限の行動は続けてみる。気分はともかくなるべく健康人に近い生活習慣をしていくうちに、時間がたてば気分も正常化しやすいのです。

調子が高い人・軽躁《けいそう》気味の人には、「調子がいい時こそ飛ばさずに安全運転でいきましょう」「鏡を見るように、周りの人の言うことに耳を傾けましょうね」と常々アドバイスしています。また、躁状態では些細《ささい》なことで怒りやすくなるので、対人関係を円滑に保っていく上で、前の章で紹介した森田の「感情の法則」を応用していくことも有意義です。

第9章　劣等感や挫折感に悩む時

「隣の芝生は青い」「隣の花は赤い」という言葉のように、他人の物は立派に見えるものです。また、特に内向的な人は、自分の外見や能力や性格などを他人と比較して、自分はダメだと考えてクヨクヨ悩みがちです。最近ではＳＮＳの利用者が増え、旅行中に撮影した綺麗《きれい》な景色や美味しそうな食べ物、あるいは飼っているかわいらしいペットの写真や動画を投稿する人が増えています。そうした幸せそうでリッチそうな生活に比べて、自分はひどく惨めだと感じてしまう人もいます。実際には、投稿する人たちもいいところだけを切り取って出すわけで、本当はいろいろな悩みや劣等感を抱えていたりするものです。劣等感への対処には、一般的には次のようなパターンがあります。

（a）劣等感の対象となっている部分を努力して改善する。
（b）ほかに得意な分野を伸ばす。
（c）劣等感に対する認識を変える。
（d）あきらめる。
（e）劣等感を解消できる商品を利用する（例　身長が高く見える靴）。
（f）ほかの人を貶《おとし》める。
（g）意識しないように抑圧する。
（h）逃避する（アルコールや薬物など）。

建設的な対処法は（a）（b）（c）ですね。（c）は認知療法で行われるもので、欠点だと思っていたのがよく考えれば長所でもあった、ということです。例えば内向的な性格に悩む人の場合、その性格ゆえに人の意見をよく聞いて慎重に行動するので大きな失敗が少なく、対人トラブルも起こしにくいという長所でもあるという面にも目を向けるとよいでしょう。（d）は直接解決にはなりませんが、とりあえずはあきらめた上で、（a）（b）（c）に移っていけるとよいでしょう。（e）を煽《あお》るような通販広告やテレビショッピングがよくあります。そうした商品を利用していたらキリがありません。美容整形も広い意味では（e）に該当するでしょう。（f）をやっていると、人から嫌われて孤立してしまうことになります。（g）はストレスをため込んでうつ状態をきたすばかりでなく、体の不調をもきたすことがあります。（h）は有害であるばかりか、ますます劣等感を強めてしまうことにもなります。

強い劣等感に悩んだ人として、デンマークの童話作家アンデルセン（一八〇五－一八七五）が挙げられるでしょう。『裸の王様』『みにくいアヒルの子』『人魚姫』『マッチ売りの少女』などで有名です。自伝では「私の生涯は波乱に富んだ幸福な一生であった。それはさながら一編の美しいメルヘンだった」で始まるのだそうですが、実際は極めて苦しい前半生でした。容貌や生い立ちにまつわる劣等感、度重なる失恋、強度の神経衰弱に悩まされたと言います。貧乏な家庭に生まれ、靴屋の父親は精神病で早くに亡くなり、母親もアルコール中毒のため慈善病院で亡くなっています。俳優（オペラ歌手）を目指すもかなわず、貧困の中で死を考えた時期もありました。たまたま戯曲が認められ、援助を受けて大学で勉強する機会を与えられ、小説や童話を発表します。三八歳の時に二〇歳の歌姫に熱烈な求愛をするもかなわず、独身を通しました。誠実で優しい人柄ながら、時に高慢さを見せたり怒りっぽくなったりすることがあったそうです。神経質に見られる弱力性と強力性の二面性かもしれません。極度の心配性で、火事を恐れるあまり脱出用ロープを常時持ち歩いていたとか、枕元に「死んだように見えますが生きています」と書いた紙を置いて寝たというエピソードがあります。生きたまま埋葬されることを恐れて、友人には「納棺前に必ず動脈を切るように」と頼んでいたそうです。晩年には全世界の多くの人々に愛されるようになり、肝臓癌《かんぞうがん》で亡くなり国葬となった時には、あらゆる年齢・階層の人々が参列しています。強い劣等感にさいなまれた「みにくいアヒルの子」は、つらくても何度も失敗しても、努力を重ねていくうちに、気がつくと大空を舞う美しい白鳥になっていたのです。

ソフト森田

劣等感はあってよい。そしてそれを持ちながら工夫・努力をしていけば立派な人になれる、というのが森田の対処法です。学生時代に試験のできが悪かったと悩んだ経験はありませんか。森田正馬は次のように言っています。

私共は学生時代に、互いに試験問題の話をするとき、相手はいろいろの事をよく知っている。自分はちっともわからないで悲観する。試験場を出て来ると、皆が答案を、俺は三枚とか、俺は四枚書いたとかいっている。私はたった一枚あまりしか書かない。心配していると、自分の方がかえって成績がよい。彼等が七十点であれば、私の方が八十点であった。不思議である。後に思い当たった事であるが、実はなんでもない。彼等は自分の知っている事ばかりをしゃべって、少しも自分の知らない事はいわない。（笑声）また、答案でも、無用の事を余計に書いて、要領を得ていないのである。この様に、神経質は、自分の劣等感から、常に用心し勉強して、人に劣らないようになるのが特徴であります。（全集第五巻、三四六頁）

さらに劣等感について次のように述べています。

およそ何事にも偉くなるような人はみな劣等感をもち、へりくだった心から、自分の行いを慎み励んでいるものである。高ぶった心の人は、決して優れた者になる事はできない。私が色紙に書いたものに、こんな文句がある。

「金持は常に己れの財産の乏しきを思い、知者は常に己れの知能の足らざるを憂う。柔順なる人は常に自らわがままに非ずやと恐れ、善人は常に己れを悪人と信ぜり。貧者は常に己れのありたけの金を使い果たし、愚者は常に自分のありたけの知恵才覚をみせびらかし、不柔順なる者は常に己れがこれ以上の柔順ができるかと恨み、不善人は常に己れを誠実親切なりと信ぜり。」

己れを偉いと思い・よい人のように思う者にろくなものはない。（全集第五巻、七四一頁）

劣等感は大いに結構。それをエネルギー源として、発展・向上しようと建設的に行動していくのが森田的なやり方です。「自分はいくら頑張ってもうまくいかないのに、人は何の苦もなくうまくやっていてうらやましい」と思うこともあるかもしれません。しかしそうした人も、人知れず努力をしているものです。

森田正馬は患者さんたちに「ただ見れば　何の苦もなき　水鳥の　足にひまなき　我思ひかな」という歌を紹介しています。この歌の作者は、あの黄門様・徳川光圀《とくがわみつくに》です。「水鳥は何の苦もなく気楽そうに見えるが、絶えず忙しく足を動かしているのだ。私も皆から見れば気楽そうに見えるかもしれないが、見えないところで気を配り絶えず努力しているのだよ」と短歌に託して部下にチクリと注意を与える黄門様が目に浮かびます。まさにテレビドラマ『水戸黄門』の主題歌冒頭の「♪人生楽ありゃ苦もあるさ」の通りです。楽だけの人生はありません。誰もが苦しみながらも行動しているのであり、苦楽共存なのです。自分だけが苦しいと見るのを差別観と言い、ほかの人も苦労しているのだと見るのを平等観と言います。人の苦労にも目が行くようになれば、自然と劣等感も薄れていくことでしょう。

森田正馬は患者さんたちの指導の際に「花は紅　柳は緑」と言っていました。これは能の中にも出てくる言葉で、本来は「柳は緑、花は紅」なのですが、花を先に出した方が印象的であり、言葉の勢いもよいためか、しばしばこの語順になっています（全集第四巻、一六四頁、第五巻、一〇一頁、六四三頁、六八四頁、第七巻、五三二頁）。「夏は暑く、冬は寒いのと同様、花は紅、柳は緑で、どうにもならない事実であり、あるがまま」ということです。私は、もう一歩進めて、この言葉で、「花」は外向的で積極的な人の象徴、「柳」は内向的で神経質な人の象徴と考えてもいいのではないかと思っています。桜に代表される「花」は、鮮《あざ》やかで咲いている時は注目されますが、その期間は長くはありません。「柳」は地味ではありますが、一年中その風情を愉《たの》しませてくれます。台風が来ても、強風に枝をなびかせながら、枝葉を残します。渋い名脇役のような存在でもあります。神経質な人は「自分は気が小さくて情けない」「何とか大胆になれないものだろうか」と考えがちですが、「柳」が「花」になれないのと同様、どうにも仕方がありません。しかし、神経質にはその美点があるのだから、神経質の持ち味を生かしていけばよいのです。

また、「努力即幸福」という言葉があります。「努力すれば幸福になれる」という意味だけでなく、「努力しているうちに充実した時間を過ごすことができ、それ自体が幸福なのだ」という意味も含んでいます。受験でも試合やコンクールでも、一生懸命準備して頑張ったのに、失敗したり敗れてしまったりすることはあります。それでも、その努力は決して無駄にはなりません。どこかで役に立つ日が来ることもあるでしょうし、また困難に直面した時に、「あの時あれだけ頑張れたのだから」という心の支えになることもあるでしょう。

第10章　人の目が気になる時

第6章で述べた「緊張」と関連しますが、人の前に出ると視線が気になって落ち着きを失い、人から馬鹿にされるのではないかと心配になり、つい人前を避けてしまう、という人は少なくありません。普段の生活の中でも、コンビニエンスストアの前に若者たちがたむろしていると自分をジロジロ見ているような気がしたり、家を出る時に近所の人に見られているのではないか、変に思われたりしていないだろうか、と気になる人もいます。笑いながら会話をしている人たちを見ると、「自分のことを笑っているのではないか」と思ってしまったりします。自分が有名人であるとか、よほど奇抜な格好をしているとかでなければ、それほど人から注目されるはずはないのですが、本人はいつも自分だけ特別に見られているように感じて、それをひどく気にしてしまうのです。日本人はほかの民族に比べて集団意識が高く、人の目を気にしやすいと言われています。農耕民族であることがその一因だという説もあります。精神医学的には視線恐怖や関係念慮《かんけいねんりょ》ということになりますが、重症では関係妄想の範囲となる場合もあります。視線恐怖は対人恐怖の亜型とされます。日本では対人恐怖に悩む人が多く、森田療法の対象となってきました。人見知りという程度の人前での対人緊張は、多かれ少なかれ誰でもあるものです。自分でもバカバカしいと思いながらも気になって仕方がないレベルの方が多いのですが、確かに相手に見られて馬鹿にされていると信じ込むレベルともなると重症になってきます。視線恐怖の中には、他人の視線が気になるほかに、自分の視線が人に不快な思いをさせていると思い込む「自己視線恐怖」という症状もあります。

ソフト森田

人の目を気にするのは、人から悪く思われたくないためであり、自然なことでもあります。根本には、よりよく生きたいという森田正馬が唱えた「生の欲望」があるのです。「人の目を気にしないようにしよう」とすればさらにこだわりが強くなってますます気になってしまう、という悪循環に陥ってしまいます。これは以前、「不眠」（第2章）や「緊張」（第6章）への対処法で述べたのと同様です。「症状をなくそう」とする「はからいごと」が、かえって症状を増強してしまうのです。そこで、気にはなりながらもその時その時やるべきことを探して行動していく、実際に手足を動かしていく、というのが森田療法的な対応法になります。

なお、これは統合失調症の方によくある、「バカ」「死ね」といった自分を非難するような不快な幻聴に対する対応法にも応用できます。幻聴は本人にとってはリアルな声ですが、実際にはその人の脳の中で起こっている現象です。幻聴に対して「うるさい！」「やめろ！」などと言ってしまうと、頭の中でさらにそれに対する幻聴が発生するという悪循環が起こりやすいのです。そこで、不快な気分はそのままにして、そうした声はなるべく相手にせずに、仕事や作業に向かって行動しているうちに、幻聴も軽減してきます。

文豪の夏目漱石も人の目が気になる人で、「監視されている」という妄想に悩まされました。イギリスに留学した際には、「下宿の主婦姉妹が親切にしてくれるが、陰で悪口を言い探偵のように監視してつけ狙っている」という妄想が出現し、文部省には白紙の研究報告書を送り、閉居して泣いてばかりいたと言います。帰国後も些細なことから妄想を抱き、無性に癇癪《かんしゃく》を起こして手当たり次第に物を投げ散らかす・家族に暴力を振るう・女中を追い出すことがたびたびあり、家の向かいの下宿に住んでいる学生のことを、自分を監視する「探偵」と確信して大声で怒鳴ることもあったと言います。しかし、そうした妄想に左右された行動が見られた時期でも創作活動は続いていました。漱石については統合失調症説、躁《そう》うつ病説などがあります。しかし、著作に打ち込むことで症状は軽減していたようです。仕事自体が治療となっていたと考える学者もいます。また、漱石の家に住み着いていて『吾輩《わがはい》は猫である』のモデルとなった猫も癒しになっていたのかもしれません。

第11章　自信がなくて困る時

私も含めて神経質な人は、何かことを起こそうという前にあれこれ考えがちです。試験や試合や人前での発表、面接の前などには第6章で述べた緊張とともに、強い不安感に襲われます。「ちょっとむずかしそうだな」「失敗したらどうしよう」「うまくいかなかったら恥をかくだろう」「そうなったらどう思われるだろうか」などと、やる前からあることないことあれこれ考えて取り越し苦労してしまいます。そして「自信がないからやめておこうか」と尻込みしてせっかくのチャンスを逃すことになります。

実際に試験や試合などに臨む時に、今までの模擬試験や練習試合の実績からして「合格できそうだな」とか「勝てそうだな」という見通しがあればいいのですが、そうでないと苦しいものです。すっかり硬くなって、のびのびと試験や試合に立ち向かうことが難しくなります。「自信があればいいのになあ」「自信さえあればできるのになあ」と思っても、実績もないのに簡単に自信が湧いてくるはずはありません。

全く経験がない分野のことをする場合、自信は持ちにくいものですが、今まで成功体験を積み重ねてきた人であれば、「まあ何とかなるんじゃないか」という気持ちにもなりやすいでしょう。

ソフト森田

森田正馬は自信について次のように述べています。

そもそも自信とは、どんなものですか。強い人が勝ち、弱い人が負ける、上手の人がよくできて、下手な人が、うまくできない。それが事実であって、その事実をそのままにみるのが、信念であり自信であります。しかし、それではなんの変哲もないから、皆さんは、できない事もでき、強い人にも勝つように、自信というものを作りたいという野心があるのではありませんか。

そこが自欺のもとでもあり、間違いだらけになる原因であります。「事実唯真」の私の言の反対になります。（全集第五巻、六〇六頁）

自信はいらない。自信がないまま、ビクビクハラハラしながら行動していくうちに結果があとからついてきて、それが自信になる、ということなのです。「自信ができるまで待とう」では、いつまでたっても自信は付きません。

さらに、「弱くなりきる」ということも言っています。

なお赤面恐怖の人に、一言注意したいのは、自分が小さい、劣等である、どうにもしかたがないと、行きづまった時に、そこに工夫も方法も、尽き

> 果てて、弱くなりきる、という事になる。この時に自分の境遇上、ある場合に、行くべきところ・しなければならぬ事などに対して、静かにこれを見つめて、しかたなく、思いきってこれを実行する。これが突破するという事であり、「窮して通ず」という事である。すなわち「弱くなりきる」という事は、人前でどんな態度をとればよいかという工夫の尽き果てた時であって、そこに初めて、突破・窮達という事があるのである。（全集第五巻、二八二頁）

必要な時には怖いまま行動する「恐怖突入」なのです。特に初めてのことには、自信などあろうはずもありません。皆さんも小学生くらいの時に、初めて頭からプールに飛び込む時、怖いと感じたと思います。おどおどして体がこわばったまま不自然な姿勢で飛び込むと水面で腹を打つ、いわゆる「腹打ち」になりやすく、痛い思いもします。でも、思い切って飛び込んでみれば、さほど恐ろしいことではないとわかります。さらに何度か繰り返し飛び込むうちに、だんだん上達してきて、「腹打ち」の失敗も少なくなり、スムーズに飛び込めるようになってくるものです。怖いからといって避けていては、いつまでも怖いままなのです。恐怖の中に入り切ってしまえば怖くなくなっているのです。

一方、世の中には自信過剰で困った人もいます。できないことをできると周囲に吹聴する。そして、できなくても平気でいる鈍感力抜群の人です。当然、周りに大迷惑をかけるし、本人も信用されなくなります。心配性の人ではそういうことはあり得ません。

第12章　対人関係に悩む時
（職場・学校・近所）

職場の上司や同僚、学校の先生や同級生、部活の先輩・後輩との関係、ご近所さんとの関係など、対人関係の悩みは尽きないものです。困っていることを尋ねると、人間関係の悩みだと答える人が少なくありません。精神科外来では、苦手な上司のハラスメントに近い言動に弱り切って受診するような方がいます。また、デイケアの場では、「作業所でほかの利用者さんからいろいろ言われて気になる」というような話がよく出ます。相手は簡単に変化しませんし、一対一で対応を続けてもうまくいきません。そして、時には自分が悪く考え過ぎる「一人《ひとり》相撲《ずもう》」によって問題を膨らめてしまっている場合もあるので、公平な第三者の目で見てもらうことが有効な場合も少なくありません。職場の上司のさらに上司だとか、人事部門の担当者に相談するとか、作業所であればスタッフに相談する、というように、調整してもらえそうな人に間に入ってもらうのは有効な対応法です。それでも相手がぶつかってくるようならば、相手にせずにスルリと身をかわす相撲の肩透《かたす》かしのようにするのが効果があることかもしれません。

ソフト森田

森田正馬は、「変わった性格の人と、どうしたら一緒にやっていけるのか」という患者さんからの質問に対して、何かにつけて「感じから出発する」「自然に服従する」ということを会得すればよい、としています。苦手な人に対しても挨拶をし、当たらず触らず会釈笑いをし、お世辞の一つも言ってみることを勧めています。

我々は、人と交際する時に、それが性格が違おうがなんであろうが、自分の直接の感じのままに、好きは好き・面憎いは面憎いで、そのままに交際していけばよい。嫌いだからといって、かならずしも「私は貴方が面憎いから、お断りしておきます」とか、いちいち挨拶をする必要もない。当たらず触わらず、会釈笑いでもしていればよい。この会釈笑いというものは、我々が人に対する社交的の自然の反応であって、自分の心に不快があっても、人と応対すれば、これを隠そうとして、かえって著明に現れる事があるという事は、誰でも自覚し得る事であろう。その自然のままでよいのである。

それで、面憎いままに、じっと自分の心を持ちこたえている事を、私は「自然の感じのままに服従する」と称します。しかし相手は、同窓生であるから、挨拶くらいはしておいた方がよかろうと考えて、お世辞の一つもいうのを、私は「境遇に柔順」と称するのであります。たったそれだけでよろしい。

この際に、自分は「人を憎んではならない」「人は愛であれ」「敵を愛せよ」とか、いろいろの教訓を引き合いに出して、我と我心を撓《た》め（「矯め」の意）直そうと反抗するのを、私は「自然の感情に服従しない」と称する。
これと同時に、自分はあの憎らしいのが、不愉快だから、彼に会う所へは行かないとか、話しかけられても、応対もしないとかいえば、それはわがままであり、「境遇に柔順でない」と称するのである。（全集第五巻、五六九－五七〇頁）

また、正馬は次のようにも言っています。

「気に入らぬ風もあろうに、柳かな」という事がある。「今度あの風が吹いたら、こんな風に靡《なび》いてやろう」とかいう態度が少しもなく、柳の枝は、その弱いがままに、素直に境遇に従順であるから、風にも雪にも、柳の枝は折れないで、自由自在になっているのである。（全集第五巻、三一八頁）

この句は頓智《とんち》で有名な江戸時代の博多の禅僧、仙厓《せんがい》（一七五〇－一八三七）の作です。彼は多くの禅画を残していて、この「堪忍柳画賛《かんにんやなぎがさん》」は特に有名です。強い風に枝葉を靡《なび》かせながらもしっかりと立っている柳の木が描かれ、大きく「堪忍」の文字が書かれています。そして画面左下には豆粒のように小さな座禅中の仙厓自身が描かれています。この画は出光美術館に収蔵されています。出光興産の創業者・出光佐三《いでみつさぞう》（一八八五－一九八一）は「日本の石油王」とも呼ばれ、大胆不敵な言動や行動から「海賊」とあだ名された人ですが、若い頃は神経質な性格に悩んでいました。「体が弱いし神経衰弱だから第一に仕事を怠ける、短気になる。何とか克服していこうと病と戦ってきた。これが私の一生を貫く大きな原動力となった」と語っています。佐三は「外部の圧迫を受けるたびに、仙厓和尚の書画を見た。世俗にこびざる名僧の教えを受け、ひるむ心に鞭《むち》を打ちつつ家を出た」と回想しています。佐三は自分の写真の代わりにこの画を全国の各支店に掲げさせていたと言います。次々と思い切ったことをしてきたイメージがある佐三ですが、「何かをやるにしても考えて考えて考え抜く。それが私の一生である」という自身の言葉のように、実際には慎重に熟慮に熟慮を重ねた上での行動だったのです。神経質な性格を生かし抜いた人生だったと言えるのではないでしょうか。

第13章　家族関係に悩む時

家族の場合、前章の他人との関係と比べると、

（1）長年の歴史があって、いろいろな葛藤の積み重ねがある。お互いをよく知り尽くしている。一日のうち長時間、同じ空間にいる。

（2）親（兄、姉）ゆえの欲目↓もっと働けるはずだ、きちんとできるはずだ、それなのに怠けている、しっかりしてほしい、という思い。

　子（弟、妹）ゆえの甘え↓もっと優しくしてほしい、助けてほしい、自分の辛さをわかってもらいたい、という両者の思いが衝突する。

という条件が加わります。

親子や兄弟姉妹は困った時にお互い頼りになる存在ではありますが、一旦関係がこじれると根が深く、それが長引きやすくなります。

職場の人とどうしても合わない場合、部署を異動させてもらうとか、場合によっては転職するという手段が取れますが、家族関係は固定的なものですから、そういうわけにはいきません。家を出て自活するとなると、就労して安定した収入があることが前提となってしまうので、ハードルが高くなります。

ソフト森田

相手は変えられない、親子関係の歴史を簡単に変えることはできない、何とも仕方がない。そこで、自分の行動や態度を変えてみる。第12章の「自然に服従し、境遇に柔順（従順）なれ」です。家族関係の場合も、今まで述べてきたソフト森田の応用です。何か言われてムカッとして言い返せば、相手も不愉快になってさらに言ってきます。そうなると悪循環に陥ってしまいます。ですから、ムカッときた時には、第7章で紹介した感情の法則を思い出しましょう。そして、家の中でも、親子兄弟姉妹であってもしっかり挨拶する、何かしてもらった時には、些細なことでも「ありがとう」を言って感謝の気持ちを表明することも大切です。たとえ気分が乗らなくても、家族のために少しでもできることをやってみることです。例えば、風呂掃除やトイレ掃除などがよいでしょう。自分も達成感が得られるばかりでなく、家族の評価も好転し、関係改善に役立ちます。

二〇〇万部を超える大ベストセラーとなった『置かれた場所で咲きなさい』（幻冬舎）という書があります。著者の渡辺和子（一九二七 - 二〇一六）さんはノートルダム清心学園の理事長で、カトリックのシスターでした。九歳の時に二・二六事件が起こり、目の前で父親が青年将校たちから多数の銃弾を浴びせられて射殺されています。聖心女子大学や上智大学大学院で学び、わずか三六歳にして岡山県のノートルダム清心女子大学の学長に就任しましたが、一生懸命に学生たちを指導していく中で自らも、うつ病に陥ってしまい、すっかり自信を失ってしまいます。そんな渡辺さんは、ある宣教師から渡された詩の中に“Bloom where God has planted you”（神が植えたところで咲きなさい）という一節があって、その言葉に「自分が変わるしかない」ことに目覚めたと言います。“Bloom where you are planted”とも言い、そういう題名の歌もあるようです。自然の植物の種は育つ場所を自分では選べません。風に運ばれてたまたま落ちた場所、鳥が実をついばんだ残りをたまたま落とした場所、そこに根を下ろし、葉を出し、育っていくしかないのです。日当たりが悪かったり、乾燥していたり、踏みつけられる場所かもしれませんが、何とも仕方がありません。人間の場合も境遇は選べないし、思ったほどには自由がきかないものです。渡辺さんを救ってくれたのが著書の題名となったこの言葉です。森田療法のベースになっている東洋思想と共通しているのは面白いですね。

もっとも、「境遇に柔順なれ」「置かれた場所で咲きなさい」とは言っても、理不尽な暴力や虐待に対しては、公的な機関に助けを求め、声を上げていくことが必要であるのは言うまでもありません。

家族関係の中でも夫婦関係は重要です。好き合った者同士の結婚ではあっても、育った環境が違うしもともとは他人ですから、いろいろな場面で意見の相違でぶつかることはあるでしょう。「似たもの夫婦」という言葉があります。考え方や性格がよく似ている夫婦のことです。価値観や生活習慣などで共通点がある方が夫婦として結びつきやすい半面、自分にない部分に惹かれる、ということもあるかもしれません。相性という点では似たもの夫婦がよいのでしょうか。月一回の形外会の場で、劇作家の倉田百三が「神経質同士の結婚はよくないようですね」という発言したのに対して森田正馬は次のように答えています。

それはそうです。神経質同士は、お互いにその心持がわかり、心の底まで見透しているから、互いにその欠点を挙げあって、相手ばかりにそれを改良させようとする。グジグジといつまでも、しつこく言い争いをする。またヒステリー同士でも、これもいけない。喧嘩が早くて始末にいけない。

また陽気の者同士もいけない。気が軽くて家のしまりができない。およそ結婚は、気質の異なった人が、うまく組み合わされるとよい。

神経質の人は、気の軽い大まかな人と結婚するがよい。すると気の軽い人は、あの人はどうせ気難し屋だからといって大目に許し、また神経質の方では、どうせあれには、難しい事をいってもわからないといって、あまりやかましくいわなくなる。お互いに許し合うから円満になる。（全集第五巻、七二九頁）

森田正馬自身は親が決めた、いとこ同士の結婚でした。思いつくと突っ走ってしまう正馬は、中学生の時に家出して東京で自活しようとして失敗しています。さらに中学卒業後の進路について父親と意見が合わず、大阪で病院を経営していた土佐出身の大黒田龍から奨学金をもらって、第五高等学校へ進学することを自分で決めました。しかし、大黒田龍の養子になるという条件があったことを父親に隠していたのです。これが発覚したため、父親としては学資を出す代わりに、いとこの久亥《ひさい》と結婚することを条件とし、正馬は承諾したのでした。父親としては、いずれ家を継いでもらいたいという希望があったでしょうし、しっかり者の久亥さんに正馬の暴走を防いでもらおうということも、頭のどこかにあったかもしれません。二人の間では夫婦喧嘩が絶えなかったようですが、「余の療法」「特殊療法」（森田療法）に久亥さんは欠かせない存在でした。生活を共にし、お互いを支え合い、森田療法を完成させていくという共通の目標に向かって歩んでいるうちに、晩年には似た者夫婦・いい夫婦になっていったのではないかと思います。

第14章　確認したくてたまらない時

家を出る時に、カギを閉め忘れたのではないかと心配になって、戻って確認した経験はありませんか。また、電気のスイッチを入れっぱなしにしたのではないか、ガスの栓を閉め忘れたのではないかと気になって、また見にいくようなことはありませんか。ふと気にはなっても「多分、大丈夫だろう」と流せればよいのですが、確認しに戻ってしまう。確認した時は一時的に安心するのですが、もしかすると見落としたのではないか、十分に確認できていなかったのではないか、と不安になってきます。確認は一回では済まず、二回、三回とどんどん回数が増えて、深みにはまってしまうのです。人と話をして、聞いたことが正しいかどうか心配になって、何度も同じことを聞いてしまうというケースもあります。聞き直しは間違いを防ぐために有効な手段ですが、あまりやっていると時間がかかりますし、相手に迷惑をかけることになります。人によっては、大切な物を捨ててしまうのではないかと心配して、ゴミ箱に入れた物を何度もチェックして、それでも心配で捨てられず、捨てられないゴミが溜《た》まってしまってゴミ屋敷にしてしまう、ということもあります。

加害恐怖のために確認を繰り返してしまう人もいます。例えば車を運転中に衝撃を感じて、人をひいてしまったのではないか、と心配になって、その場所に戻って確認したり、テレビや新聞のニュースに自分が起こした事故が報道されていないか調べたりするという人がいます。こうした確認行為は強迫行為の一種で、どんどんエスカレートして回数が増えてしまいます。

確認は失敗を未然に防ぎ、私たちの生活を安全にするのにとても役立っています。しかしながら、一回の確認では安心できずに二回、三回と確認するようになってしまうと、確認回数は際限なく増えていくことになります。確認が次の確認を呼ぶという悪循環を招くのです。ついには確認行為のために生活に支障をきたすようになります。こうなると、確認は失敗を防ぎ生活を安全にするという本来の目的からはずれて、儀式化し、一時的な安心感を得るがための単なる気晴らし行為、すなわち「はからいごと」になってしまいます。さらには家族を巻き込んで、家族に確認行為の手伝いをさせるようになっては難治となります。

ソフト森田

気にはなってうしろ髪を引かれる思いがしても、それはそのままにして、前に進んでいくことが大切です。確認は失敗や事故を防ぐ意味で大切なことではあります。バスの運転手さんが「右よし」「左よし」と確認してからバスを発車させるのは安全確保に役立ちます。しかし、そこでまた、「右よし」「左よし」を繰り返していたのではいつまでも発車できなくなります。稀には実際に玄関の鍵を閉め忘れていることもあるかもしれません。慎重な人は、必ず鍵がかかっていることを手で一度確認してから出かけます。これだけで十分です。気になって引き返して施錠を確認するのはいけません。一度の確認はまだ意味がありますが、二度目以降の確認は時間の無駄ですし、繰り返し確認したくなってキリがありません。とにかく確認は我慢して、気にはなりながらも前進あるのみです。「確認してとりあえず安心を得たい」という気分はあっても、繰り返しの確認は無意味なばかりかさらなる確認欲求を招くだけです。精神科を受診すると、強迫性障害と診断されて、高用量の抗うつ薬や抗不安薬、時には抗精神病薬が処方されることがあります。少し気分が和らいでこだわりが軽くなって行動しやすくなる面はありますが、薬だけで解決することは困難です。薬の助けを借りながらも、「治すのは自分自身だ」「日常生活の場面がすべて治療の場なのだ」という心がけで取り組んで行くとよいでしょう。確認したい気持ちはそのままにして、目的本位にやるべき行動を優先してやっていくことが悪循環から脱却する解決法なのです。確認に悩んでいる人には、「意味がある確認は一回だけ」「気にはなっても次の行動」と繰り返しいつも話しています。

私にも確認癖があります。朝出勤する時に鍵を閉め忘れてはいないか気になることがあります。定期券・サイフ、そして自宅や病院の鍵を忘れたら大変なので、ポケットを手探りで確認します。お通夜や葬儀の際に香典袋を出す時には、万一お金が入っていなかったら大恥であるばかりか先方にも大迷惑をかけるので、透かして確認しています。ただし、確認しても一回だけに留め、次に進むようにしていますから、実生活上問題はありません。この程度ならば単なる確認癖で済みます。

第15章　不潔が気になる時

不潔なものが体に付いたのではないかと気になって、長時間繰り返し手を洗う人がいます。石鹸《せっけん》や消毒薬を多量に使っているうちに、手はボロボロになってしまいます。中には、汚れがついたからと頻繁に衣類を洗濯したり、すぐに衣類を捨ててしまったり、帰宅するとあわてて入浴したりする人もいます。これも強迫行為です。新型コロナ感染症が問題になる昨今、手洗い・うがいを徹底することはよいことではありますが、やはり限度というものがあります。不潔恐怖の外来患者さんで、診察室に入って椅子の座面を丹念に払ってから座る人がいます。中には椅子に座ることができず、立ったまま話をする人もいます。「思い切ってそのまま座ってごらんなさい。普通の人と同じようにすればよくなりますよ」とアドバイスすると「ええ」と返事はするが実行しようとしないので、これでは進展が望めません。

森田正馬と全く同時代を生きた作家・泉鏡花（一八七三－一九三九）は、『高野聖』『婦系図』などの作品を残していますが、数々の奇行があり、それは不潔恐怖の症状によるものだったと考えられます。菓子はアルコールランプであぶってから食べる、酒は沸騰させてから飲む、いつでも煮沸消毒できるように常に鉄瓶で湯を沸かしていて、狂犬病を極度に恐れて犬を避ける、外出時の着物はしばしば捨ててしまう、といった有様で、重症だったようです。手洗いがどのようだったかは不明ですが、手づかみで食べた物は手でつかんだ部分を捨てていたというから相当なものです。

また、文豪として漱石と並び称される森鷗外《もりおうがい》（一八六二－一九二二）と言えば、現代国語の教科書に取り上げられた『舞姫』を思い出す人が多いだろうと思います。これは、鷗外自身をモデルにした小説だと言われています。主人公はドイツ留学中に、美少女エリスと恋に落ちますが、結局は出世のためにエリスを捨てて帰国する、というストーリーです。鷗外は作家である前にもともと陸軍軍医であり、ドイツに留学して著明な細菌学者コッホの指導も受けています。分解能が高い最新の顕微鏡で種々の病原菌を観察して非常にショックを受け、それ以来極度の潔癖症になってしまったと言います。野菜は必ず火を通してから食べ、果物ですら加熱して食べていたそうです。自分の子供が不潔な物を触りはしないかと、常に心配していたようです。ちなみに好物は饅頭《まんじゅう》茶漬《ちゃづけ》けだったと言います。

確認行為や不潔恐怖も不完全を恐れるがゆえの行動、その場の不安を抑えようとする「はからいごと」であることは共通しています。禅の言葉に繋驢橛《けろけつ》という言葉があります。橛《けつ》（杭《くい》）につながれたロバが、自由になろうとしてその周りをグルグル回っているうちに、縄で締め付けられて身動きが取れなくなってしまうというたとえです。より完全を求めて強迫行為を繰り返していくうちに、身動きが取れなくなってしまうのはまさに繋驢橛という表現がぴったりです。

　本当は必要ないのに完全に手を洗いたい、といった気持ちはあっても、それをやってしまっては、どんどん回数が増え時間が長くなって強迫行為の深みにはまるばかりです。完全を求めてもキリはありません。ある意味、悪い癖がついてしまっているわけですから、普通の人がやっているのと同じ時間で行動するようにしていけばよくなっていきます。そのためには本人の我慢と努力が重要なのです。第14章の確認行為と同じです。

　森田正馬は強迫行為をする人は意志薄弱者であるとして治療の対象外としていました。しかし、実際には不潔恐怖のため手洗強迫があった入院患者さんでも、久亥夫人が日常生活の中で厳しく指導したことで全治した人たちもいました。行動療法の曝露反応妨害法《ばくろはんのうぼうがいほう》の先駆けとも言えるかもしれません。

　不潔恐怖・手洗強迫のため入院していた二〇歳の法科学生は次のように日記に書いています。


　これまで、御命令に反して、前の家の水道で手を洗ツて居た事を、奥様に見付けられ非常なお叱りを受けた。退院させるといはれたけれども、今後は決して御命令にそむかない事をお誓ひして、漸《ようや》くお許しを受けた。今日は僅に、飯を炊く前に洗ツた位で、苦もなく、それで済んだが、これ迄は実に、毎日二十回余も洗ツて居たのである。この様に手を洗はずに、楽に済んだのは、皆奥様のお蔭であツて、深く感謝する次第である。（全集第四巻、三七七頁）

強迫行為がやめられない人は、万事が本末転倒です。優先度の高い課題があるのに、それは先送りにして、強迫の儀式ファーストですから、日常生活に大きな支障をきたしてしまいます。森田正馬の色紙にある「人のすることに出来る出来ぬの別あることなし　できぬといふはしてくなきが為なり」という言葉は強迫の人への処方箋と言えるでしょう。この言葉は、アメリカのＪ・Ｆ・ケネディ大統領も尊敬した江戸時代の名君・上杉鷹山の「なせば成る　なさねば成らぬ　何事も　成らぬは人の　なさぬなりけり」が元と思えますし、さらには戦国時代の武田信玄の「為せば成る　為さねば成らぬ成る業を　成らぬと捨つる人のはかなき」という歌もあります。できないと決めつけていろいろ言いわけをして強迫行為を続ける。何だかんだ理屈を付けたところでそれは強迫行為を我慢するのを「したくなきが為」という気分本位なのです。

強迫神経症の中でも特に不潔恐怖の人はエネルギッシュです。手洗い・不潔を避けるための労力たるや大変なものです。そのエネルギーを症状でなく仕事に向けていくことができれば、普通の人の何倍もの仕事ができるはずです。

私の師の大原健士郎教授は、神経症の患者さんたちに「君たちは悪い癖がついているんだよ」とよく言っておられました。特に強迫行為は悪い癖の典型と言えます。医師に「さあ（病気を）治してくれ」と言っても、治るものではありません。悪い癖を直せるのは自分である、というのが森田療法の立場からの指導になってきます。

「歩歩是道場《ほほこれどうじょう》」という言葉があります。閑静な修行の場を探していた人が維《ゆい》摩居士《まこじ》と出会いました。「あなたはどこから来たのですか」と維摩居士に問うと「道場から来た」と答えたので、「その道場はどこにあるのですか」と問うと一言「直心是道場《じきしん》」——まっすぐ素直な心を持っていれば、どんなところでも道場である、場所は問題ではなく修行の場は自分の心の中にあり、することなすことの一歩一歩が仏法修行なのだ——と答えたと言います。直心是道場は歩歩是道場とも言われます。維摩居士は商人であり釈迦《しゃか》の在野の弟子ながら、ほかの出家している釈迦の弟子たちを手厳しくやり込めた人です。

この話を踏まえてか、大徳寺を開山した禅僧の大燈国師《だいとうこくし》（宗峰妙超《しゅうほうみょうちょう》）は「坐禅せば四条五条の橋の上　往き来の人を深山木と見る」と詠んだと伝えられます。しかし、それでもまだ甘いというのが森田正馬です。自分を禅師ならぬ形外蝉子とへりくだりながらも皮肉を込めて「折角に坐禅したらば正直に　人は人ぞと見てやればよい」と大燈国師の歌と並べて色紙に書いておられます。人を深山木《みやまぎ》に見立てるような作為を排してありのままに見よ、ということなのです。

歩歩是道場は強迫の治療にも言えることです。よい病院・よい医者を求めてあちこち渡り歩くのは、時間とお金の無駄になります。何でもない実生活の一コマ一コマが実は修行の場、治療の場であって、誰かが治してくれるのではなく治すのは自分自身なのです。そして、今、この場で、日常生活上の種々の仕事に懸命に取り組んでいるうちに、徐々に仕事もはかどるようになり、日常生活が順調に回転するようになり、いつしか「症状」は薄れていることに気づくようになるのです。

第16章　悪いことが起きそうで心配な時

（夢、縁起）

追いかけられる夢や高い所から落ちる夢や自分が死ぬ夢などの怖い夢を見てハッと目が覚め、「ああ、夢でよかった」とホッとした経験を持つ方は少なくないでしょう。私たちの睡眠は、長いノンレム睡眠（深い睡眠で体も脳も休養していて簡単には目が覚めない）と短いレム睡眠（浅い睡眠で目が覚めやすく、脳は活動していてこの時に夢を見ていると考えられている）の二時間程度のセットを、一晩に三～四回繰り返しています。睡眠薬の中には睡眠前半のノンレム睡眠を抑制して後半のレム睡眠を長くするものがあって、「変な夢ばかり見る」「悪夢をよく見て困る」ということが起きることがあります。第2章で述べたように、アルコールも同様に睡眠のバランスを崩しやすいので注意が必要です。

また、古くから、「歯が抜ける夢は身内の人が亡くなる前兆で縁起が悪い」「蛇の夢を見ると金運に恵まれる」「火事の夢は縁起がよいが水の夢は縁起が悪い」といった夢に関する種々の迷信があり、とても気にする人もいます。

ジンクスを非常に気にした作曲家に、グスタフ・マーラー（一八六〇－一九一一）がいます。一四人兄弟の上から二番目でしたが、兄弟の多くは早死していて、弟の一人は成人後にピストル自殺しています。マーラーは一五歳からウイーンの音楽院で学び、ブルックナーから作曲技法を教わります。指揮者として活動しながら歌曲と交響曲を中心に作曲していました。不吉だからという妻の反対を押し切って「亡き子をしのぶ歌」を発表したところ、長女が病死するという悲劇に見舞われていま す。そんな彼は「第九のジンクス」に悩みました。ベートーヴェンもシューベルトもドヴォルザークもそしてブルックナーも、交響曲第九番を作曲して亡くなっているのです。彼は「交響曲第九番を作ると自分も死んでしまうのではないか」と恐れていました。一種の縁起恐怖です。そこで本来、第九番となる曲に「大地の歌」と名付けて九番を回避したのです。その後安心して第九番を発表したのですが、第一〇番は未完のまま亡くなったため、結果的には第九番が最後となって、ジンクスは破れませんでした。マーラーにはほかの悩みもありました。一九歳年下の美しく才能に恵まれた妻アルマには、魅力的な芸術家や建築家たちからの求愛があって不安でした。妻がいることを夜中に何度も確認する強迫症状や、作曲中の集中困難が悪化し、ついには精神分析で有名なフロイトの診察も受けています。フロイトは症状の原因を幼児期の体験に求め、それをマーラー自身が洞察することで症状は改善したようです。マーラーの曲は不安に悩む現代人の心に強く響きます。

ソフト森田

森田正馬は『夢ノ本態』の中で、大久保彦左衛門の言として「迷いの中の是非は是非とも非なり　夢の中の有無は有無とも無なり」という言葉を紹介しています。大久保彦左衛門の著書『三河物語』の冒頭に書かれているこの言葉は、悪夢に悩まされる人にピッタリの言葉です。「いい夢を見ようが悪い夢を見ようが関係ない」というのが現実重視の森田療法の考え方です。たとえ、夢見が悪かったとしても、それはそれとして、やるべき仕事や勉強や家事をやっていこう、ということなのです。そうしているうちに、悪夢によって生じた嫌な感情はいつしか自然に消えていくものです。夢判断や夢解釈を行うフロイトの精神分析とは対極的です。

誰しも夢を見ている時はリアルなものとして感じられます。神経質な私が今でもよく見る夢は、学生時代に戻っていて、突然今日が試験の日だったと知って大慌てになる、トイレを探して走り回るけれどもトイレが壊れていて使えなかった、あるいは行列ができていた、仕事に行こうとしてバスに乗るととんでもない山奥へ行ってしまい、ついには草をかき分けながら歩いて峠を越えようとするけれども大幅に遅刻していてどうしよう、といった情けない夢が多いです。夢の中では本当にパニックになって走り回るのです。もし、病気のために、これが眠っている時だけでなく覚醒している時にもあったら本当に辛いだろうなど思います。統合失調症などで起こる幻覚（特に幻聴）も、本人にとっては極めてリアルなものです。しかし、「聞こえているけれども現実のものではない」と体験的に、あるいは周囲の人からの指摘でわかった時には、幻聴を相手にせず、なるべく日常生活の必要な行動をしていくと、結果的に幻覚も軽減する場合が多いのです。

なお、夢以外にも縁起が悪いとされることがいろいろあって、それを気にする人もおられると思います。黒猫が自分の前を横切ると悪いことが起きる、夜の蜘蛛は縁起が悪い、鏡が割れると悪いことが起きる、などいろいろな迷信があります。しかし、それらは占いと同じことで、当たると印象に残っていつまでも覚えているけれども、外れれば忘れてしまう、という程度のものです。ホテルや旅館や病院では、「死」や「苦」を連想させる「四」や「九」の部屋番号は欠番としていることがあります。キリスト教圏では、縁起が悪いとされる「一三」が欠番になっていることがあります。日本の自動車のナンバーでは、死を連想させる４２や４９は特に希望しなければ除外されているそうです。もっとも、私が研修医の時に初めて買った車のナンバーは「く７９７９」でした。どう見ても「苦、泣く泣く」で縁起が悪そうです。納車された時、愕然としたものです。しかし、それほど悪いことが起きたわけではありませんでしたし、絶対にナンバーを忘れないという長所もあったかもしれません。ものは考えようです。

数え癖に悩む人がいます。これも強迫の一種です。それ自体はどうということもないのですが、縁起の悪い数字を避けようとするとおかしなことになります。私は小学生の頃、廊下を歩く歩数をつい数えてしまい、それが縁起の悪い数字だったりすると、わざと一歩余分に歩いてそれを避けるという不自然なことをしていました。今はそこまではしませんが、階段を上っていく時、頭の中で段数を数えている自分に気づくことがあります。数えても行動に支障がなければそのままでよいのです。

第17章　大きな失敗をしてしまった時

前章のように、「悪いことが起きるのでは」と心配しているうちはまだいいのですが、実際に悪いことが起きたり、特に大きな失敗をしてしまうことがあります。長い人生の中では、仕事の上での大きな失敗、受験でまさかの不合格、試合で予期せぬ敗退、金銭的な大損、失恋や親しい人との仲違いなどいろいろなことが起こりえます。それは自信喪失、気分の落ち込み、意欲低下にもつながります。「あの時ああすればよかったのに」「こうしていたらこんなことにはならなかったのに」という「レバ」「タラ」の考えがいろいろ浮かびますが、どうすることもできません。

ソフト森田

正馬の書いた色紙に「過ちて皿を割り　驚きて之をつぎ合わせて見る　之れ純なる心也」というものがあります。誤って皿を割ってしまった時に、弁解したり操作したりするのは素直ではない。びっくりして思わずつぎ合わせて見るのが素直の心の持ち主だ、としています。「こんなところに置いてあるから悪い」と人のせいにしてみたり、「そんなに高いものではなさそうだからいいだろう」と気休めを考えたり、「自分は不注意でいけない」と漠然と反省して片付けてしまったのでは、同じような失敗を繰り返すことになります。失敗しない人はいません。失敗の原因をしっかり反省して、そうならないように行動していけば、「失敗は成功のもと」の通りになっていきます。

また、悪い出来事や失敗が次の幸いの種になることもあります。「塞翁《さいおう》が馬《うま》」という言葉があります。この故事は高校の漢文の教科書にもあったのでご存知の方も多いと思います。塞翁とは、古代中国の北方の砦に住んでいた占いを得意とする老人です。塞翁が飼っていた馬が逃げてしまったので周りの人たちが慰めると、塞翁はこのことが福となることを予言しました。逃げた馬は駿馬を連れて戻ってきたので、周りの人たちはお祝いすると、塞翁はこのことが禍となることを予言しました。塞翁の息子が駿馬に乗っていて落馬して、足が不自由になってしまったのです。しかし塞翁はこのことが福となると予言しました。その後、戦争が起こり、若者たちは兵隊に取られて戦死しましたが、塞翁の息子は足が悪かったために兵役を免れ、生きのびることができたのです。福と思われたことが禍となることがあり、またその逆もあり得るのです。したがって一喜一憂することはない、ということなのです。

大失敗を生かして大成功した人物として徳川家康（一五四三－一六一六）が挙げられるでしょう。徳川家康と言えば、衣冠束帯《いかんそくたい》姿の肖像画に描かれた何ごとにも動じない堂々とした姿を連想します。そして「鳴くまで待とうホトトギス」というように、気長にじっと機が熟すのを待つことのできる性格だと思っておられる方が多いだろうと思います。

しかし本当は、短気でありイライラすると爪を噛《か》む癖がある人でした。小心で心配性で悲観しやすい弱力性と、それでいて負けず嫌いで執着心が強い強力性の二面性を持った神経質性格だったと私は考えています。それについては自著『家康その一言――精神科医がその心の軌跡を辿る』（静岡県文化財団）の中で述べています。家康の祖父・清康、父・広忠とも家臣に暗殺されています。また、三河一向一揆《みかわいっこういっき》の際には家臣たちが分裂してしまい、収拾に苦労していま す。家康自身も銃撃されましたが、兜で弾いてことなきを得ています。そんなところから、家臣の扱いには慎重にならざるを得ず、独断専行は避け、意見をよく聞いた上で決定するというスタンスになっていったのだと思われます。

桶狭間《おけはざま》の戦いでは今川方の先鋒《せんぽう》として活躍したものの、今川義元が討死してしまいます。将来を悲観して松平家の菩提寺《ぼだいじ》である大樹寺で切腹しようとしますが、住職の登誉《とうよ》の説得で思いとどまったと言われます。

その後は今川氏の支配から独立して三河と遠江の二国に領土を広げ、織田信長と同盟を結んでいました。そこに甲斐の武田信玄が二万の大軍で攻め込んできました。一方、家康の軍勢は八千。信玄の軍は家康の居城・浜松城に向かって攻め寄せてきましたが、突然、方向を変え、三河方面へと移動し始めました。そこで家康にしては珍しく家臣の反対を押し切って撃って出ましたが、これは罠でした。三方原で両軍は激突。兵力で劣る家康軍は総崩れとなり、織田からの援軍二千も壊滅しました。もう自分は切り死にするしかない、という家康を思いとどまらせ、家臣たちが次々と身代わりとなって討死していきました。そのおかげで家康は命からがら浜松城に戻ることができたのです。すっかり変わり果てた家康の姿を見て、城兵はすぐに城には入れてはくれなかったといいます。兄貴的な存在である重臣の酒井忠次からは脱糞《だっぷん》していたことを指摘されて笑われてしまい、「これは味噌だ」と言いわけしています。

家康はこの三方原の戦いでの惨めな敗戦を生涯忘れまいとして、絵師に自分の情けない姿を描かせた「しかみ像」と言われる絵を座右に置き、慢心の戒めにしたと言います。以後、家康はこの大失敗を教訓として、戦いでは敵将の寝返りを誘う工作などの下準備を十分に行い、無謀な戦いは避けました。たとえ勝ち戦であっても「勝って兜《かぶと》の緒を締めよ」と家臣たちに指示し、慎重に行動しました。そのため着実に勝利し、たとえ負けるにしても被害を最小限に留めることができました。ライバルたちが自滅していく中で着々とポイントを上げ、自然と天下が転がり込んできたと言えるでしょう。

あの有名な徳川家の葵《あおい》の紋《もん》に関する面白いエピソードがあります。葵紋は京都の賀茂神社ゆかりの賀茂（鴨、加茂）氏が用いていたものです。家康の家臣の本多家はもともと葵紋を使っていて、家康にも使うように勧めたのが始まりと言われています。しかし、天下人となってから、家臣が自分と同じ紋ではやはり面白くありません。そこで、本多家の武将たちに葵紋を使うのをやめるように言いました。ところが、徳川四天王の一人で武勇に優れた本多忠勝からは、「当家は神代より京の賀茂社に仕えており、この紋を使っている。殿こそ新田源氏の子孫を名乗られるのだから新田の紋を使われてはいかがか」と言い返されて家康はそれ以上何も言えず、本多忠勝の家は葵の紋を使い続けたそうです。

静岡の久能山東照宮には、普段着姿の家康像が残っています。よくある肖像画とは異なり、言いたいことを我慢してオドオドしているようにも見えます。漫画の吹き出しがあったとしたら、「ムム、ちょっと待ってくれ」と書き込みたくなるところです。この肖像画を見るたびに私はこのエピソードを思い出します。

「人の一生は重荷を負うて遠き道を行くが如し」で始まる有名な家康公遺訓は後世の作であると考えられていますが、家康公の生き方・考え方を端的に示しているると言えるでしょう。その一節に、「勝つことばかり知りて負けることを知らざれば害その身に至る」とあります。成功した時の都合のよいことばかりを思い浮かべて失敗した時のことを考えないでいると、とんでもない大失敗を犯すことになります。過去の失敗を反省してそうならないように工夫し、リスクを考えて慎重に行動せよ、ということなのです。現代では積極的なプラス思考がもてはやされていますが、根拠のない自己愛的なプラス思考は破滅を招くことになります。その最たる例が太平洋戦争だったのではないでしょうか。

アメリカとの圧倒的な国力差という現実に目をつぶり、皇国日本は絶対に勝つという根拠のないプラス思考に沿って暴走した結果、日本史上最大のダメージを受けたのです。そして終戦から八〇年近く経った今なお、近隣国との関係に禍根を残しています。家康公のようにワーストケースを計算してその場合への覚悟も決めた上で思い切って行動していく、いわば建設的マイナス思考も大切です。

第18章　老いが気になる時

大きな個人差はありますが、四〇歳前後あたりからぼちぼち身体的な老化現象が出始めます。ふと鏡を見て、髪が薄くなってきた、白髪が増えてきた、顔にシワが出てきた、シミやイボやホクロが目立ってきた、といった外観上の変化に気づいてギョッとすることがあります。

たまに学校のクラス会・同窓会に参加してみると、かつての同級生の変貌ぶりに驚くこともあります。また、疲れやすくなった、歩く速度が遅くなった、新聞や文庫本の細かい字が読みにくくなった、というように機能的な衰えも始まってきます。健康診断で高血圧を指摘されて血圧の薬を飲み始める人も出始めます。さらに五〇代、六〇代になってくると、睡眠は浅くなり、夜中にトイレに起きる回数が増えます。気がつくと背中が丸くなっていたりします。歯や歯肉の不具合も多くなり、飲食中にむせることも起き始めます。令和二年（二〇二〇年）に新型コロナ感染のため亡くなられた志村けんさんのギャグに、年寄りネタがありました。歳を取って体が弱って来た仙人（神様？）が「歳は取りたくねーなー。ションベンは近くなるしヨ」とぼやく場面があったのを思い出します。そして忘れっぽくなって「あれ、ここに何をしに来たんだっけ？」ということが起こります。もといた場所に戻ると思い出して「ああ、そうだった」という具合です。

テレビを見ると、アンチエイジング関連のサプリメントや健康食品のＣＭがあふれていて、かなり需要があることをうかがわせます。関節痛の人向けのグルコサミンやコンドロイチン、疲労や筋肉痛改善のビタミン剤、老眼の人向けのルテイン、不眠の人向けのアミノ酸のグリシンなど、よくこんなにたくさんの商品があるものだと感心します。「個人の感想です」という小さな字のテロップが付いた画面で、服用しているという人が効果を印象付ける話をするのはどれも同じです。外来の患者さんとお話をしていると、そうしたサプリや健康食品を買っている人は少なくないと感じます。確かに、グルコサミンやコンドロイチンは関節には重要な成分ですが、口から摂取したそれらの成分が実際にどれだけ関節に移行するかはとても疑問です。ほかのサプリも同様です。宣伝されている商品を飲んだから安心、というプラセボ（偽薬）効果の方が大きいのではなかろうか、とも思います。

ソフト森田

現在、世界保健機関WHOによる老人の定義は六五歳以上となっています。昔はサラリーマンの定年は五五歳でした。それを過ぎると悠々自適《ゆうゆうじてき》の年金生活が待っていました。現代では長寿化のため、定年は六〇歳という企業が多くなり、さらに六五歳まで延長という動きになっています。年金財政逼迫といった事情もあって、年金開始年齢を遅らせることを国は画策していて、さらに七〇歳まで働くようにという流れになってきています。確かに今では元気に働き続ける人も増えていますが、健康状態には個人差があって、「七〇歳までフルタイムで働き続けるのはきついなあ」と思われる方も少なくないと思います。

人口構成の高齢化とともに、「おじいさん」「おばあさん」という言葉もあまり使われなくなっています。森田正馬は対人恐怖で入院していた中学校教員の日記に対して、次のようにコメントしています。

　先日僕が前の廣場で小便してゐたら、だしぬけに、巡査から『オイオイぢいさん。いけないぢゃないか。』と叱られた。矢張り氣持は悪い。熱海へ行くと、其邊の子供等が、おぢいさんと呼ぶ。矢張りおぢいさんよりも、先生といはれた方が氣持がよい。しかし、こんな事を、さほどの問題とせずに、無視してゐるだけの事である。（全集第四巻、一四三頁）

老化は自然現象で何とも仕方がない。周囲からどう思われようとどう言われようと大した問題ではない、ということなのです。ボケたら大変だ、と心配される方もいることでしょう。ボケ封じの寺社にお参りに行く人もいます。私の師の大原健士郎教授は、お年寄りを対象にした講演会で「私はボケて死にたい」と言っておられました。「年をとれば、神様がせっかくボケるようにしてくれているのに、現代の老人は必死になってボケない算段に浮き身をやつしている。足腰立たなくなっても頭だけはしっかりしているとすれば、大変な苦しみだ。私はできるだけ早くボケたいと思っている。ボケてしまえば苦痛も感じない。困るのは周囲の人たちなのだから」と述べて満場の笑いを取っておられました。

前に話が出た仙厓《せんがい》の禅画には「老人六歌仙画賛《ろうじんろくかせんがさん》」というものがあります。出光美術館が所蔵しており、仙厓特集の企画展では三つのバージョンが並べて展示されたことがありました。詞書には、古人の歌として「しわがよるほ黒が出ける腰曲る　頭まがはげるひげ白くなる……」という老化による身体的変化と、「心は曲る欲深ふなる　くどくなる気短になる……」といった性格的変化が書かれています。しかしながら、描かれている老人たちはかわいらしく、それぞれ人生を愉しんでいるようにも見えます。老化による衰えはあっても、あくせくせず、愉しみを見つけて自然に生きていけばいいのだよ、と言っているように見えます。

第19章　家族や親しい人を失った時

人が死を意識して死を恐れるようになるのは何歳頃からでしょうか。幼い頃は親族の葬式に参列していても、よく理解できないことがあります。私も幼稚園の頃、伯母の葬式に参列した時に、同じ歳の従兄弟とふざけて走り回って、祖父からひどく叱られた記憶があります。「人間は死んだらどうなってしまうのだろうか。死ぬのは苦しくて恐ろしいだろうな」などと真剣に考えるのは、一〇歳前後が多いのではないでしょうか。江戸時代の禅僧の白隠《はくいん》は一〇歳頃、「自分はきっと地獄に落ちるに違いない」と死の恐怖にさいなまれ、出家を志したといいます。あとで述べる森田正馬の場合も、お寺の地獄絵を見て死の恐怖におののくようになったのはやはり一〇歳くらいでした。

歳を取るにつれて、家族・親戚・親しい友人などの近親者の死に直面することになります。かけがいのない人との別れは避けて通ることができないのです。その時には深い悲しみが長く続きます。「ああしておけば」「こうしておけばよかったのではないか」という悔恨も尽きません。そして自責の念にかられることもあります。

仏教では、人間が避けて通れない生老病死《しょうろうびょうし》の苦しみを四苦と言います。さらに、愛別離苦《あいべつりく》（愛する者と別離する苦）・怨憎会苦《おんぞうえく》（怨み憎む者に会う苦）・求不得苦《ぐふとくく》（求める物が得られない苦）・五蘊盛苦《ごうんじょうく》（肉体や精神が思うようにならない苦）を加えて八苦とも説きます。頭では理解できても、実際にそうした場面に直面するのは非常に辛いものです。

一休さん（仙厓《せんざい》とも言われる）が、何かおめでたい言葉を書いてくださいと頼まれて書いた言葉が、「親死　子死　孫死」でした。頼んだ人は縁起でもないと怒ったそうです。それに対して一休さんは「逆に孫死　子死　親死でいいのか」と言いました。生まれた順に生き尽くして順番に死んでいけるとしたら、その家は大変幸福だ、ということなのです。でも、実際にはなかなかそうはいきません。

ライフイベントのストレス度についての研究があります。ホームズという研究者によれば、配偶者の死が評価尺度一〇〇、離婚が七三、夫婦別居が六五、拘留が六三、親族の死が六三という順になっています。夏目誠が日本の勤労者を対象に同様の研究を行ったところ、やはり配偶者の死が八三で最も高く、会社の倒産が七三、親族の死が七三、離婚が七二、夫婦の別居が六七となっていました（精神神経学会誌二〇〇八、一〇〇巻第三号、一八二－一八八頁）。配偶者との死別は人生の中で最大の衝撃となっていることがわかります。

ソフト森田

この問題については、森田正馬自身が近親の死にどのように対応したかが参考になるかと思います。

正馬は大学を卒業して医師として活躍するようになってから、とても仲のよかった弟・徳弥を東京に呼び寄せ、徳弥は慈恵医学校に入学します。しかし、間もなく徳弥は兵役に徴集され、日露戦争の激戦地・旅順二〇三高地で戦死して、遺骨も戻ってきませんでした。正馬はのちに船から弟が戦死したであろう場所を見渡し、これでは弾をよける場所もなかったろう、と涙し、和歌を詠んでいます。

百千々のますらをの怨み残したる　戦の野辺に咲けるなでしこ（全集第七巻、七七九頁）

正馬は一人息子の正一郎を大変かわいがっていました。慈恵医学校にも入学し、将来は自分の跡継ぎにと考えていたに違いありません。その正一郎は結核のために二〇歳で亡くなってしまいます。正馬の悲嘆、落胆ぶりは大変なものでした。弟子の高良武久に「高良君、僕はもう死にたいよ」と言ってさめざめと泣いては、ふと泣きやんで著作に励み、また泣いてはペンを取るという状態だったと言います。そして、息子が生まれてからのできごとを『亡児の思ひ出』という書にまとめています。これはフロイトが言う「喪の仕事」と言えましょう。

さらに正馬を支えてくれていた妻・久亥が急死します。正馬が夜中に咳込むと、跳ね起きて看病してくれていましたが、ある時、いつものように正馬の背中をさすってくれたのちに脳溢血を起こして帰らぬ人となりました。最晩年に妻を失ったのは大きな打撃でした。

久亥を追悼する書『久亥の思ひ出』には久亥の生涯のまとめだけでなく、彼女の詠んだ和歌、正馬の弟子たちや元入院患者さんたちの追悼辞が数多く収録されています。

正馬は月一回の形外会の場で次のように述べています。

（形外会会長の）香取さんも、最近一七歳のお嬢さんが、亡くなられた。私も「正一郎の思い出」で御承知の通り、二十歳の一人息子に死なれた。二十年の間、寸時も休みなく、その現在現在に、心を尽くした子宝が、一朝にして消滅してしまった。「ただ悲しい」、ただそれだけである。なんともほかにしかたがない。これが最も確実なる人生の事実である。ことさらこれを裸になったと思うとか、諸行無常だとか、強いて思い煩らう必要はない。ただ悲しい。それだけで最大限であり、また最小限であるのである。

我々人間は、物事に執着し、あこがれたり喜んだりする。これが破滅すれば悲しみ苦しむ。これが事実である。その破滅したとき、これを抽象すると「裸になった、もとに帰った」という事になる。

この喜ぶとか悲しむとかいう事は、夏は暑く冬は寒いというと同様で、どうにもしかたのない事実である。思い曲げようとしても、決して曲がるものではない。すなわち洞山禅師は寒い時は寒になりきり、暑い時は熱になりきれと教えた。つまり、事実そのままよりほかに、しかたがない、という意味にほかならぬのである。（全集第五巻、三二五頁）

素直に嘆き悲しんでありったけ涙を流す。つらい気持ちはあるけれども、それはそうとして、やらなくてはならないことはやっていく。そして、亡き人の思い出を整理して追慕する。それしかありません。

第20章　重大な病や障害に見舞われた時

長い人生の中では、がんなどのように生命を脅かすような重大な病気にかかったり、外傷や脳血管障害などによって身体に大きな障害を抱えたりしてしまうことがあります。仮に運よく大きな病気やケガに見舞われなかったとしても、老年期になれば、加齢による種々の身体機能や認知能力の低下によって、生活に支障をきたすようになってくることは避けられません。それらに対して、西洋医学は十分な答えを持っているとは言えません。

大きな身体的障害を抱えながらも活躍した偉人の一人として、作曲家のベートーヴェン（一七七〇－一八二七）が挙げられるでしょう。かつての小学校や中学校の音楽室の壁には作曲家たちの肖像画が貼られていました。その中でひと際目立つのがベートーヴェンで、強い印象を受けた方も多いと思います。圧倒的な目力があって、強い意志を感じさせる画です。彼は三〇歳頃には音楽家にとっては致命的な最重度の難聴となり、「ハイリゲンシュタットの遺書」を書いて自殺を考えたと言います。

しかし、その後、交響曲第三番「英雄」をはじめとする名曲を次々と発表しています。四〇歳頃には完全に聴覚を失います。晩年に交響曲第九番「合唱付き」初演の際には指揮台に上がりましたが別の正指揮者が実質的には指示をしていました。もはや楽団員の演奏の音、合唱や独唱者の声は、彼には全く聞こえなかったからです。満場の拍手も聞こえず、演奏会は失敗だと思い込んだベートーヴェンのところにアルト歌手が歩み寄り、手を取って聴衆の方を向かせ、初めて満場の拍手を「見た」という逸話が残っています。困難を乗り越えて、後世に残る名曲を次々と作り続けた生き様はまさに「己の性《しょう》を尽くす」「生き尽くす」だったと思います。すぐれた作曲家というだけでなく、ピアノという楽器の改良発展に寄与した功績も見逃せません。

ベートーヴェンは存命中から変わり者として知られていました。六〇回以上引っ越したエピソードは有名です。若い頃はお洒落で結構モテたようですが、中年以降は衣服には無頓着で、髪はボサボサで、浮浪者と間違えられて逮捕されたこともありました。その一方、潔癖症で手洗い癖があったと言いますし、コーヒー豆は必ず六〇個数えて淹《い》れていたというあたりからすると、強迫性・神経質な面も持ち合わせていたのかもしれません。

ソフト森田

森田療法をがん治療に応用したものとして、伊丹仁朗医師による「生きがい療法」があります。伊丹医師は内科系クリニックで、がん患者さんたちの治療にあたっていました。そうした患者さんたちが強い死の恐怖に苦悩し、強迫神経症と似た症状を呈していることに気づきました。そこで、森田療法を応用して、不安はあっても今日一日を生きがいを持って生きるようアドバイスしていったところ、より健康的な生活ができるようになり、がんの治療効果も向上していきました。さらに研究を進め、生きがい療法が、がんに打ち勝つキラー細胞の能力を高めることも示しています。

現代では恐れられる病気の代表はがんですが、かつては死の病の代表は結核だったと言っても過言ではないでしょう。抗生物質がなかった時代、人類は結核に対してほとんど無力でした。静養によって体力を付けて病気に対する抵抗力を高めたり、空気のきれいな地に転地療養したり、温泉に投宿してその効果を期待したりする他なかったのです。結核により命を落とした著名人は数知れません。森田正馬は患者さんたちへの講話の中でしばしば俳人の正岡子規（一八六七－一九〇二）の話を引き合いに出しています。正馬は言います。

正岡子規は、肺結核と脊椎カリエスで、永い年数、仰臥のままであった。そして運命に堪え忍ばずに、貧乏と苦痛に泣いた。苦痛の激しい時は、泣き叫びながら、それでも、歌や俳句や、随筆を書かずにはいられなかった。

その病中に書かれたものは、随分の大部であり、それが生活の資にもなった。子規は不幸のどん底にありながら、運命を堪え忍ばずに、実に運命を切り開いていったという事は、できないであろうか。これが安心立命であるまいか。（全集第五巻、二六一頁）

仏教に涅槃という事がある。一般には死を意味するのであるが、その反面は、「生き尽くす」事であり、「生をまっとうする」事である。子規も命の限りを尽くして、涅槃すなわち大往生を遂げたのである。僕も著書が今度十二冊目になったが、僕が死んでも単に灰になるのではない。著書となって残るのである。（全集第五巻、七〇五頁）

正馬は昭和六年（五七歳）の三月頃から喘息症状《ぜんそくしょうじょう》が重篤となり、神経学会での特別講演の予定を中止し、病気の時には弟子の高良武久に東京慈恵医科大学の講義を代わってもらうことにしていました。それでも九月には久亥夫人とともに茨城を旅行しています。筑波山のケーブルカーに乗りましたが、その先の山頂までは歩いて行かなければならず、自分は無理だと思い、「ここで待っているから」と妻と案内人を頂上に行かせました。しかし、少し歩いては休んで息を整え、また少し歩いては休みを繰り返して結局、頂上に立ったのでした。さらに一〇月には九州医学会で講演するため、二週間の長旅に出て、熊本、鹿児島、福岡で講演を行っています。この講演旅行に行く途中、京都の三聖病院に立ち寄り、東福寺大方丈で弟子の宇佐玄雄院長や京都三省会会員らとの座談会に参加。さらに翌日、熊本に出発する直前に三聖病院で講話を行い、次のように述べています。

（筑波山に登った話に続いて）僕は登れないと断念していた頂上に登ったのです。それがありのままの僕の生命の結果です。僕は死ぬるのはいやである。しかし今は大きなことをいっているが、明日でも死ぬかもしれない状態にある。それで古閑君（古閑義之　のちに東京慈恵医科大学教授、聖マリアンナ医科大学大学長）が注射器を持ってついて来ているのである。しかし僕は死ぬまで神経質の研究を続けたい。それがありのままの僕の生命である。

仏教では、涅槃《ねはん》という事をいうが、涅槃とは、死ぬることである。死ぬるとは生き尽くすということである。あの人は三年たって死んだといえば、あの人は三年生きたということになる。よく生きるということは、よく死ぬるということである。いま僕は九州へ立つ前のあわただしい四十分の時間に、諸君に話をしている。あわただしいということも事実であれば、諸君に話をしたいということも事実である。事が、ありのままの僕の生命である。筑波山で一足一足と下に向かわずに、上向きに歩いたのと同じ事で、私の生命の目途（もくと）が、私をそちらに向かわせるのであります。（全集第五巻、一六〇頁）

この講演旅行の途中の日記には、「今日、痰に血点アリ、今回の旅行ニ喘息ト血痰トヲ恐レタリシモ幸ニ事ナキヲ得タリ」と書かれています。前年に一人息子の正一郎を結核で亡くしているだけに、自身にひたひたと迫り来る死の予感があったのでしょう。死を恐れながらも「生の欲望」に沿って山登りと同様に一歩一歩前進しようとするのが正馬の生き様でした。たとえ病苦にさいなまれても、己の性《しょう》を尽くすという姿勢を、身をもって示していたのです。

正馬が書いた色紙に

笑望青山山亦笑　泣臨碧水水亦泣

笑って青山を望めば山また笑い　泣いて碧水（青色に深く澄んだ水）に臨めば水また泣く

というものがあります。神経質な人の中には、「自分の心を偽るのは嫌だ」と言う人がいます。そういう人は、気分が悪い時には仏頂面になりがちであり、そうなると周囲の雰囲気を暗くし、それは結局自分に返ってきてしまうことになります。私自身、若い頃はそういう傾向が強く、今でも時々反省することがあります。大人であれば多少イヤなことがあってもそれをなるべく顔に出さず、「顔で笑って心で泣いて」ができるものです。よくしたもので作り笑顔であってもそれを続けていれば、気分もいつの間にか晴れてくるものです。心理学者ウイリアムス・ジェームズの言葉、人は悲しいから泣くのではない。泣くから悲しいのだ（『心理学の原理』より）にも一理あります。これを笑いに置き換えれば、「笑うと楽しくなるのだ」とも言えそうです。それに、同じ時間を過ごすのに、泣いて過ごすよりも笑って過ごす方が得です。たとえ、命に関わるような重大な病や大きな障害を抱えていたとしても、少しでも笑いを増やすことを心掛けて損はないでしょう。

最近、笑いの効用が話題になります。笑いが免疫学的にもよい作用をもたらすという研究もあります。古くから言われている「笑う門には福来たる」「笑って損した者なし」という格言は経験則なのでしょう。「どうもツキがない」「いいことがない」と嘆く方は、意識して笑うことを心がけたらよいかもしれません。

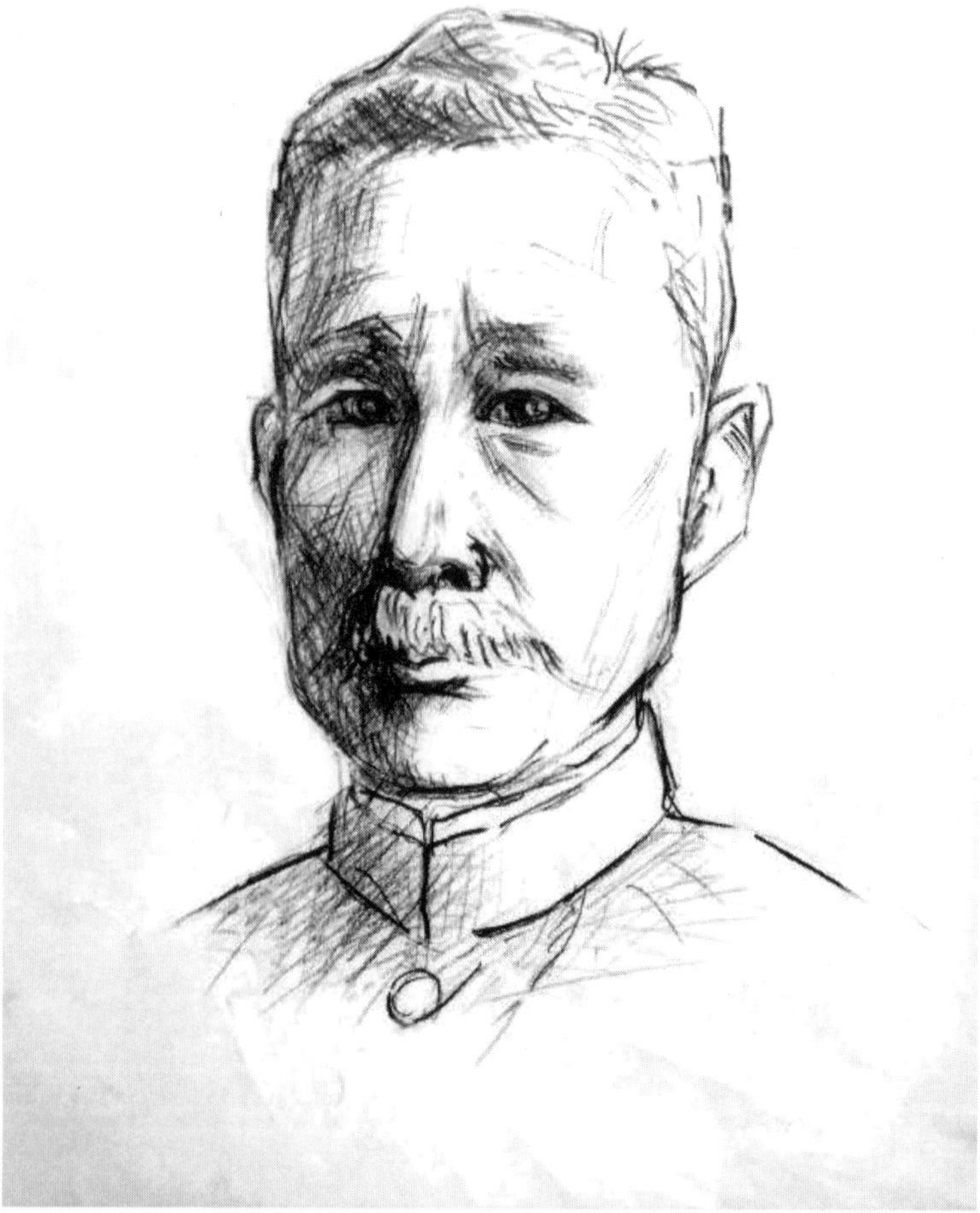

森田正馬の生涯

森田正馬は明治七年（一八七四年）に高知県香美郡冨家村（現在の野市町）に生まれました。森田家はもともと農民の家でしたが、祖父・正直は武士の家に奉公に出て役人となり、郷士（土佐藩の下級武士）に取り立てられました。正直は長男を天然痘で失い、長女を麻疹で失ったため、次女・亀の夫に郷士の息子を養子に迎え正文と名乗らせました。

正文は学者肌で小学校の代用教員をしていましたが、のちに農業に専念します。とても器用な人で、家を自分で改築し、長い年月をかけて山麓から水を引く工事も自分でしたと言います。森田家の通り字「正《まさ》」を受け継いだその長男が正馬です。明治父・正文は正馬に対して厳格であり、母・亀は正馬を溺愛したと言います。

時代前期、土佐では子供の健康長寿を願ってウマ、ウシ、クマ、トラ、カメ、ツルなどの動物の名前を付けることが多かったと言います。「馬」一字の場合は「たけし」と読ませます。「正馬」の本来の読みは「まさたけ」だったようですが、同郷の英雄・龍馬のように「しょうま」と呼ばれることを本人が好み、周囲の人々も「まさたけ」とは読みにくいので、音読みの「しょうま」が定着していったものと考えられます。

少年時代の正馬は夜尿症がありました。

僕は子供の時、寝小便をした。十くらいになっても時々あったように覚えている。これはもとより変質兆候であるが、坂本竜馬も子供の時、寝小便をしたという事を知って、大いに意を強くした事がある。(笑)竜馬も偉くなったから、自分も偉くならないとは限らないと思った。(全集第五巻、七三五頁)

と述べています。正馬と同様、郷士の家に生まれた龍馬も少年時代は気弱だったというエピソードがあります。それだけに龍馬に対する親近感や憧れは強く、弱い自分から脱皮したいという願いがあったのだと思います。

正馬は九歳か一〇歳頃に、村の寺で血の池や針の山や灼熱地獄の有様を描いた極彩色の地獄絵を見てからというもの、「死の恐怖」におびえ、夜も眠れず夢にうなされるようになりました。小学校卒業後、二年ほど農業の手伝いをしたのち、高知県尋常中学校（のちの高知一中・高知追手前高校）に入学します。下宿生活をし、週末には自宅に帰っていました。あまり学業成績はよくなく、宗教、奇術、呪詛、占い、骨相、人相などに強い興味を示していました。一五歳の頃、頭痛と心悸亢進《しんきこうしん》症《しょう》があり、心臓病と診断されて薬を飲んでいました。中学三年の時に級友とともに東京に家出し、自活して郵便電信学校に進学しようとしますが、二か月ほどで脚気にかかって歩行困難となり、連れ戻され、復学したものの一年落第します。この一件も、同世代に土佐から江戸へ出て剣術修行し、やがて大きく羽ばたいていった坂本龍馬のことが頭にあったからかもしれません。中学五年の卒業直前には腸チフスにかかって試験が受けられず、さらに卒業が遅れます。五年間の課程を八年かけて卒業することになります。

卒業後の進路については高等学校で工学を学びたいという正馬、二年制の岡山医専に進ませたいという父親とで意見が合いません。当時の高等学校は実質的に大学予科であり、そこに進学するということは東京帝国大学に進学することを意味していました。この頃の森田家は裕福とは言えない状況であり、父親は反対したのでした。そこで正馬は、大阪で病院を経営している高知県出身の大黒田龍が卒業生二名に奨学金を出すという話を聞いて、飛びつきます。この話には実は大黒家の養子になるという条件があったため、それを知った父親は、従妹の久亥と結婚することを条件に熊本第五高等学校（五高）への進学を許します。

五高は夏目漱石が英語の教授だったことで知られています。正馬と同じ中学から五高に進学して、のちに物理学者となった寺田寅彦は漱石の愛弟子でしたが、正馬は漱石には学ばなかったようです。五高でも宗教に興味を持ち、卒業までに精神医学を学ぼうという決意を固めたと言います。五高を卒業すると東京帝国大学医科大学に入学します。高等学校を卒業すれば帝国大学入学資格が得られ入学試験はなかった時代のことです。上京して最初は寄宿舎に入り、大学の講義を受けるだけでなく、土佐・高知県出身者の親睦会に熱心に参加し、美術館や博物館を見て歩きました。

一年の学年末試験の前になると勉強に集中できない神経衰弱症と脚気に悩まされます。上京してからも薬を飲み続けていました。それに加えて父親からの送金が二か月にわたって途絶え、大ピンチに陥ります。自暴自棄になりながらも、「よし、親への面当てに死んで見せよう」と夜も寝ないで勉強しました。試験が終わってみると思いがけずよい成績が得られ、気がつけば神経衰弱や脚気の症状も消散していたのです。これが森田療法の誕生につながったと言われています。

大学二年生の時に久亥を呼び寄せ、一緒の生活が始まります。正馬はあまり記憶力はよくなく、妻の久亥は記憶力に優れていたため、まず久亥に暗記してもらって口述してもらい、それを覚えたというエピソードもあります。小さい頃から顔見知りの従兄妹同士ということもあって、お互い遠慮がなく、口論が多かったという話もあります。

大学を卒業する際、精神病助手志望届を出します。百人以上の同学年で精神科を志望したのは正馬一人でした。大学を卒業するにあたり、とても仲のよい弟・徳弥を東京に呼び寄せました。徳弥は郵便局の通信技術員として働いていましたが頭脳明晰であり、ほとんど独学にもかかわらず一年で医学前期試験に合格し、慈恵医学校の入学試験にも合格し三年生に編入となりました。ところが、まもなく日露戦争が勃発し、徳弥は高知連隊の一員として旅順に赴くことになり、二〇三高地攻撃の際に戦死。遺骨も帰ってこないという悲劇に見舞われました。

日本の精神医学は遅れていて、東京帝国大学医科大学の精神医学教室は大学構内にはなく、東京府立巣鴨病院（現・都立松沢病院）の中にありました。正馬は呉秀三教授の指導のもと、作業療法主任として活躍します。また、土佐の犬神憑きの調査を行い論文にまとめています。慈恵医学校での講義も始まります。その後、根岸病院の顧問となり『根岸病院看護法』を書いて病院の改革に取り組みました。呉教授からは千葉医専（千葉大学医学部）の精神医学教室の初代教授に就任するように言われ、非常に悩んだ挙句に断っています。官立医専の教授になれば、欧米への国費留学や立身出世の道が約束されます。しかし、正馬は東京で精神科臨床を続ける道を選択します。まだ交通の便がよくない時代でしたから、千葉医専の教授になることは、東京を引き払って千葉に住むことを意味しました。もし、正馬が呉教授の指示に従っていたら、さらに出世して帝国大学医学部教授になれたかもしれませんが、森田療法は成立しなかったことでしょう。

この時代、神経症という言葉はなく、神経の衰弱によるものだと考えられて「神経衰弱」と呼ばれ、有効な治療法がなく恐ろしい病気だとされていました。一九一九年（大正八年）、巣鴨病院の看護長を務めていた女性が神経衰弱に陥り、「転地療養にどうか」と自宅に同居させ、家族の一員として家事を手伝ってもらううちに一か月ほどで症状は軽快し、勤務に復帰することができました。以後、そうした形で入院治療を行っていきます。患者は治療者の家族と同じ屋根の下で過ごし食事も共にするもので、正馬自身は「余の療法」「特殊療法」「家庭的療法」と呼んでいました。

のちに森田療法と呼ばれるようになったこの治療法は、「絶対《ぜったい》臥褥《がじょく》」から始まるのが特徴的です。最初の一週間は何もしないで寝ているだけで過ごします。外界からの刺激を避けて、人との会話や気晴らしなしにひたすら横になって寝るのです。食事は運んできてもらえますが、入浴はありません。一見、簡単そうに思えますが、普通の人の場合、三、四日経つとじっと寝ているのが苦痛になってきます。早く動きたい・仕事がしたい、といった気持ちが非常に強くなってくるのです。絶対臥褥の意義としては、心身の安静を図る、活動意欲を自覚させ作業期へとつなげていく、診断の補助とする、考え過ぎて自縄自縛となっている悪循環を断ち切る、などが考えられます。心理的には自分をリセットするような面もあります。

臥褥期のあとは軽作業期、重作業期、生活訓練期と続いていきます。正馬の原法では入院期間は四〇日程度でした。現在の森田療法ではスケジュールが決められ、作業の内容が決まっていることが多く、入院期間も三か月程度のことが多くなっていますが、元来は自発的にやることを探して行動していくことが求められていました。夢中になって作業しているうちに、注意は症状から日常生活へと向かうようになり、症状の有無を問題にしなくなっていくのです。治療者も症状は問題にしない、という「不問」の態度を通します。

正馬の生きた時代には、鎮静剤や睡眠薬はありましたが、現在のような抗不安薬や抗うつ薬はありませんでした。そしてインチキな治療法が宣伝されていました。正馬は、当時、神経衰弱によいとされた薬物療法、催眠療法、生活正規法、説得療法などを試みて、それらは効果がないことを確認した上で、独自の治療法を編み出したのです。そこには、自分自身が神経症を乗り越えた経験が織り込まれています。

正馬は数多くの治療経験を踏まえて、神経症を神経質とヒステリーに大別しました。神経質は大人のなる神経症で、ヒステリーは子供ないし子供っぽい性格の持主に起こる神経症で、身体的変化を伴うことが多いとしています。神経質はさらに三つに分けられます。

（a）普通神経質　不眠、頭痛・頭重感、疲労感、胃腸障害、めまい、耳鳴、書痙《しょけい》など

（b）強迫神経症　対人恐怖、疾病恐怖、不潔恐怖、吃音恐怖《きつおんきょうふ》、過失恐怖など

（c）不安（発作性）神経症　不安発作、動悸《どうき》、呼吸停止発作など

正馬は、神経症の発生機転を次のように説明しています。もともとヒポコンドリー性基調（神経質傾向）を持った人が何かのきっかけ、例えば不安神経症の場合たまたま体調が悪い時に息苦しさや胸のドキドキ感を感じたりして、自分の心身に注意が向くと、精神交互作用（注意集中→感覚の鋭化→意識の狭窄《きょうさく》→注意集中、という悪循環）により、症状の固着をきたすとしています。

この画期的な治療法は成果を上げ、正馬の著書を読んでその通りに実践して治る人も出てきました。正馬は、精神神経学会の場でフロイトの精神分析を批判し、自身の神経質学説を唱えて広めようとしました。精神分析論者の東北帝国大学の丸井清泰教授との激しい論争は学会を沸かせたと言います。しかし、「患者を働かせて治療費を取るのはとんでもない」という批判もありました。

そんな中、いち早く森田療法を認知して正馬を力強く援護してくれたのが、九州帝国大学教授の下田光造教授でした。下田は九州帝国大学で自ら森田療法を行いま

した。正馬は五〇歳にしてようやく念願の医学博士号を取得します。それには、「もし、森田の博士号が認められなければ、自分の博士号を返上する」とまで宣言した、師の呉秀三教授の強力な推薦があってのことだったと言われています。

正馬は倹約家でした。生活は質素であり、仕事の時は、実用的な詰襟服を愛用していました。しかし、郷里の小学校には講堂を建設させたり、遊具や図書を寄贈したりするなど、惜しまずに多額の寄付をしています。慈恵医科大学にも奨学金を寄付しています。現在の東京女子体育大学の前身・女子体操音楽学校の創始者である藤村トヨ女史から依頼を受けて、無給で講義もしていました。

順風満帆のように見える正馬の人生ですが、四〇代から病魔が忍び寄ってきます。死の病と恐れられた肺結核です。夜間に喘息発作《ぜんそくほっさ》に苦しんだり、血痰《けったん》に恐れおののいたりもします。それでも体調不良を押して、講演旅行に赴きました。五六歳の時には一人息子で東京慈恵医科大学の学生だった正一郎を肺結核で失います。さめざめと泣いては原稿書きに打ち込み、また泣くということを繰り返していたと言います。さらには六一歳の時に、妻・久亥が脳溢血《のういっけつ》で急死します。夜、正馬が咳込《せきこ》むと跳ね起きて、背中をさすったりしていたのですが、ある日、正馬を介抱したあと、意識を失ってそのまま帰らぬ人となったのです。

正馬の病状も進行し、発熱して寝込むことが多くなりましたが、それでも講義や講演の時には力強く話していました。亡くなる前年の一九三七年には東京慈恵医科大学教授を辞任しましたが、神経症治療と執筆と弟子たちの教育は続けていました。同じ年の五月には久亥の遺骨を抱いて高知へ帰郷する途中、京都の三聖病院で講話し、名古屋では座談会を開いています。名古屋駅のホームで関係者と撮った記念写真では、正馬はベンチから立ち上がれず一人だけ横顔で写っています。その表情について「精魂尽き果てても弱みを見せず、なお立ち上がろうとする森田の鬼気迫る執念をうかがい知ることができる」と私の師である大原健士郎教授は評しています。

それから二週間ほどした最後の写真も残っています。患者さんに押してもらう乳母車にちょこんと座り、笑顔の正馬が強い印象に残ります。もはや散歩に出ることはかなわなくなりましたが、患者さんに押してもらった乳母車で出かければ狭い店の中にも入って行き、いろいろな物を見ることができるという工夫でした。何度も肺炎になり生死を彷徨《さすら》います。正馬は普段から「如何に生に執着して踠《もが》くか、僕の臨終を見て貰ひたい」と弟子に話していいました。見舞いに来た弟子たちに「死にたくない」と繰り返し述べ、最期まで「死の恐怖」はありながらも、よりよく生きようという「生の欲望」に沿って、今という時をものそのものになりきって真剣に生き尽くしていく姿勢を示していました。森田療法の考え方を自ら体現していたのです。

正馬は秀才ではありませんでした。神経質ではありましたが、いろいろなことに興味を持ち、時には脱線することもありました。自分でもオッチョコチョイな面があると述べています。月に一回、弟子、患者、退院者を集めた形外会は堅苦しいものではなく、誰もが自由に発言でき、落語家を呼んだり、参加者の寸劇があったり、全員でそろいの法被《はっぴ》を着て東京音頭を踊ったり、正馬も隠し芸を披露したり、時にはピクニックや小旅行もありました。

夫婦関係にしても最初は夫婦円満とは言えず、夫婦喧嘩《ふうふげんか》を繰り返していました。正馬の方が子供っぽく久亥をいじめて、久亥は来客があったりするとすぐに気分を切り替えていましたが、正馬はいつまでも不機嫌だったと言います。しかし、家庭的療法である森田療法は妻・久亥の奮闘なしには完成しなかったのです。久亥は正馬の療法をよく理解して、実際の生活の場の中で患者を指導する看護師・指導員の役割を果たしていました。晩年にはよい夫婦になっていったようです。

後継者の高良武久教授によれば、正馬は天才と呼ばれることを好まず、「自分は人一倍努力して特殊療法を完成した。人は誰でも努力すれば偉大な仕事をすることができる」と語っていたと言います。実際、それまで欧米で行われていた精神療法や薬物療法をすべてやり尽した上で、無効なものを捨てて有効なものを残して統合していき、森田療法ができあがっていったのです。正馬が書いた色紙に「偉人者凡天才奇」というものがあります。大原健士郎教授は、「偉人と呼ばれる人は本を正せば平凡な人間であり、天才は元来、他の人が思いつかない奇抜で、優れた才能の持ち主である」と解釈しておられます。平凡の積み重ねが非凡になり、凡人が偉人となる。正馬の生涯はそれを示しているのではないでしょうか。

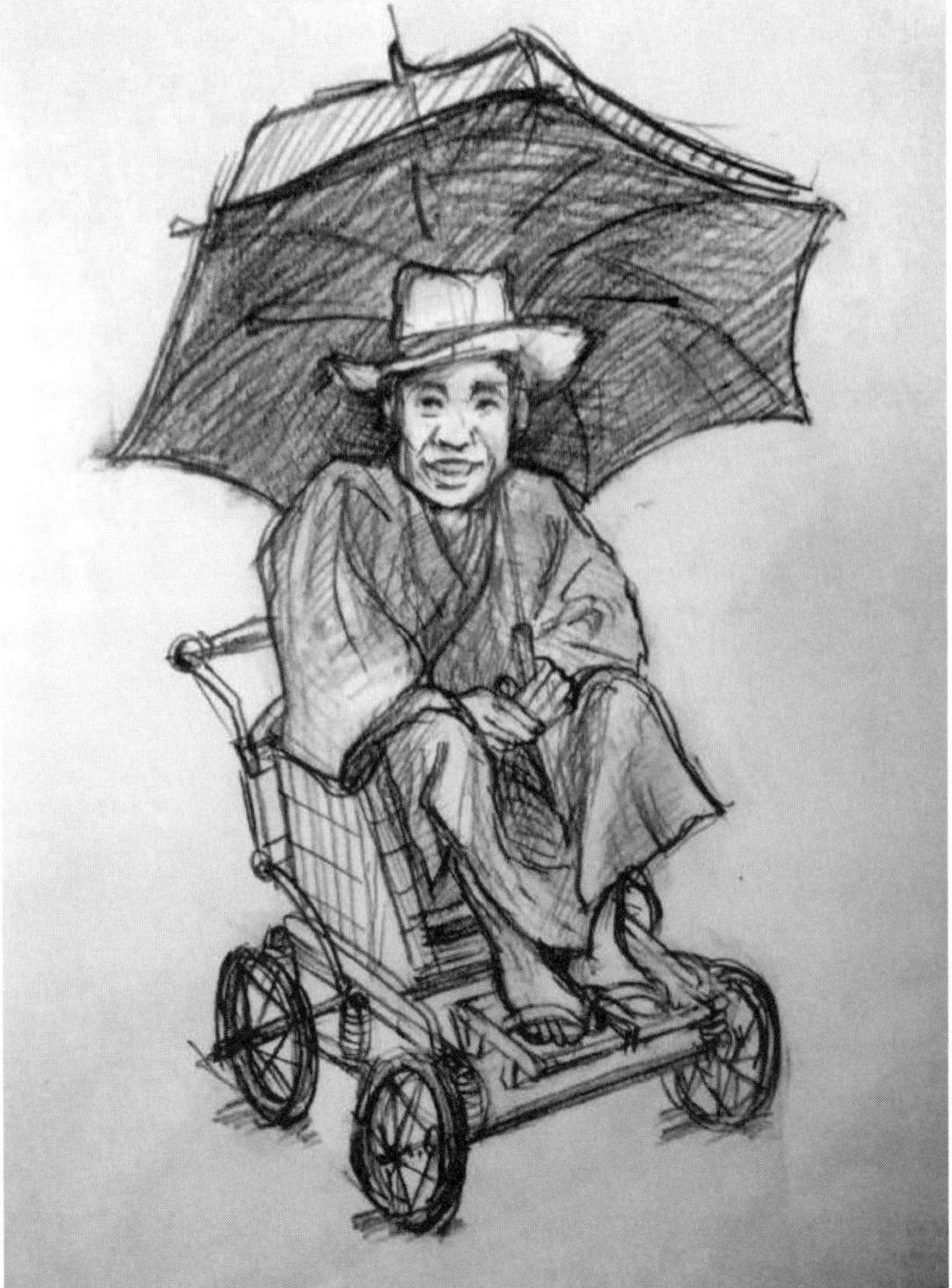

おわりに

このソフト森田を本にまとめようと思ったのは平成の終わり頃のことです。しかし、その後、思いがけずに長年勤務していた三島森田病院を退職することになり、新型コロナの問題もあって、長いこと筆が進みませんでした。早く書かなくては、と気は焦るばかりです。そうこうしているうちに二年、三年と月日がどんどん過ぎていきました。まさに第4章のやる気がしない時そのものであります。そんな時こそ、少しでも手を付けてみる。そうすると重い車がようやく少しずつ動き始めました。

現代の精神医療では認知行動療法が高く評価されています。その認知行動療法の新しい動きに「第三の波（the third wave）」と呼ばれるものがあります。これらの精神療法におけるマインドフルネス（mindfulness）とアクセプタンス（acceptance）の治療原理は、価値判断を下さずに現在をありのままに受け入れる、というもので、「あるがまま」という森田療法との類似性が指摘され、話題になっています。認知行動療法が森田療法に近づいてきたという見方もあります。認知行動療法と森田療法には類似点が多いのですが、根本的な相違点があります。認知行動療法では、認知の歪みを是正したり行動パターンを変えたりすることで直接的に症状改善を図っていきます。ところが、森田療法では「症状は不問」として、症状を直接のターゲットとしません。なぜなら、症状を何とか消そうと「はからいごと」をすればするほど、「とらわれ」を深めて症状を悪化させる悪循環に陥ってしまうからです。そこで、症状の良し悪しに一喜一憂するのではなく、気分はともかくやるべき行動をしていくように指導するのです。そして事実本位の生活になってくれれば、結果的に症状は忘れているのです。

　私が最初に世に出した本はブログと同名の『神経質礼賛』です。神経質性格や神経症に悩む方やそのご家族を読者として想定していて、全国の大学図書館や都道府県立図書館、地元静岡県内の市町村立図書館に寄贈しました。ところが、意外にも「図書館にあったから読んでみたよ」「役に立った」「よかったよ」というような声を寄せてくださったのは、統合失調症で通院している患者さんたちでした。森田療法の考え方が単に神経症だけでなく、多くの方々の役に立つものだと痛感しました。

森田療法は神経質性格の持ち主には特にシャープな効果を示します。しかし、本質は治療法と言うより人間教育であり、日常生活の中で幅広く人々に役立つものだと思います。佛教大学名誉教授にして三聖病院で長年森田療法に関わってこられ京都森田療法研究所を主宰されている岡本重慶先生は、森田療法の本質は「神経症に限らず、万人が人生の「苦」に向き合って生きる智恵」であると看破されています。小著が皆様の生活のどこかで少しでもお役に立てれば幸いです。

小著の出版にご助力いただいた方々に心から御礼申し上げます。

二〇二三年六月

南條幸弘

【森田療法関連の参考・引用文献】

伊丹仁朗『ガンを退治するキラー細胞の秘密』講談社、一九九九年
大原健士郎『NHK市民大学　家族関係の病理』日本放送出版協会、一九八六年
大原健士郎、大原浩一編著『森田療法』世界保健通信社、一九九〇年
大原健士郎『シングルライフ――孤独を生きる』講談社、一九九二年
大原健士郎『日々是好日――森田療法は創造的体験療法』白揚社、二〇〇三年
大原健士郎『神経質性格――その正常と異常』星和書店、二〇〇七年
岡本重慶『忘れられた森田療法――歴史と本質を思い出す』創元社、二〇一五年
岡本常男『自分に克つ生き方』ごま書房、一九八九
岸見勇美『運命は切りひらくもの』文芸社、二〇〇八年
高良武久『神経質と性格学』白揚社、一九九八年
寺田和子『気骨の女　森田正馬と女子体操教育に賭けた藤村トヨ』白揚社、一九九七年
畑野文夫『森田療法の誕生――森田正馬の生涯と業績』三恵社、二〇一六年

水谷啓二『草土記――ノイローゼを乗り越えた生き方』白揚社、一九七〇年（原著『草土記
――額縁商の生活記録』大日本雄弁会講談社、一九五一年）
森田正馬『森田正馬全集』（全七巻）白揚社

【プロフィール】

著者　南條幸弘

一九五七年静岡市生まれ。早稲田大学理工学部電子通信学科卒。東海瓦斯株式会社（現・TOKAI）勤務。浜松医科大学卒。精神科医。大原健士郎教授に師事し、浜松医科大学助手を経て三島森田病院勤務。長年にわたり精神疾患全般の治療と森田療法に従事。二〇〇六年よりブログ活動を展開。現在は川口会病院勤務。日本森田療法学会認定医。著書は『神経質礼賛』（白揚社、二〇一一年）、『家康その一言（しずおかの文化新書一九）』（静岡県文化財団、二〇一五年）。

挿絵担当　鈴木啓造

一九五六年清水市（現・静岡市清水区）生まれ。彫刻家を目指したのち、ゲームデザイナー、マニュアルライター、学習塾経営などに従事。俳句の句作、俳句英訳、評論活動も展開。著書は『言葉の鳥』など。

ISBN 978-4-8269-7162-1

しなやかに生きる　ソフト森田《もりた》療法《りょうほう》

2023年8月10日　第1版第1刷発行

著　者　南條《なんじょう》幸弘《ゆきひろ》

発行者　中村　幸慈

発行所　株式会社　白揚社
〒101—0062　東京都千代田区神田駿河台1—7
電話（03）5281—9772　振替 00130—1—25400

印刷・製本　モリモト印刷株式会社